自律神経が整う!

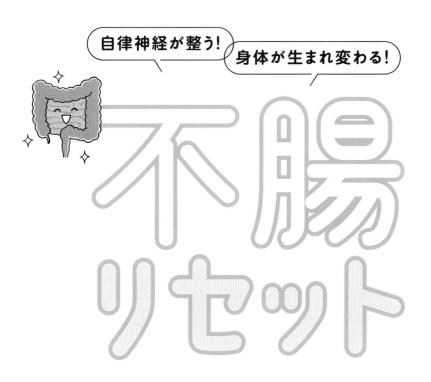

身体が生まれ変わる!

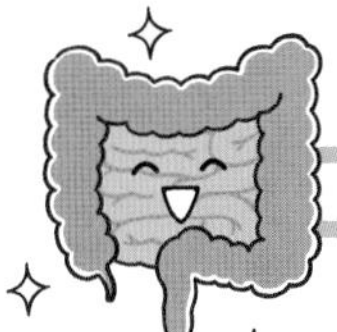

不腸リセット

監修

江田クリニック院長　医学博士

江田 証

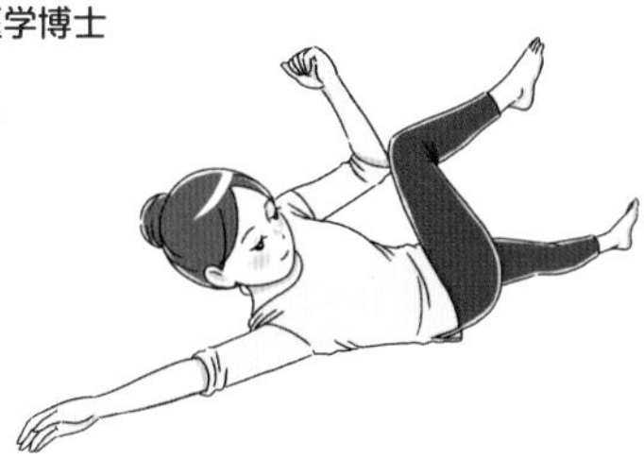

はじめに

ある高級ホテルで同窓会があり、出席してきました。

「昔とぜんぜん変わってないね！」

「わー、昔よりきれいになったんじゃない？」

たくさんの同級生に囲まれている女性に話を聞くことにしました。

同窓会に出席するとビックリするのは、生物学的にはほぼ同じ時間に生まれ、同じだけ生きていて、時間的年齢（クロノロジカル・エイジ）は同じ同級生でも、生物学的年齢（バイオロジカル・エイジ）は、生活習慣や食生活でまったく違ってくるということです。それは一目瞭然。見た目に現れます。

私は胃腸を専門とする医師なので、同窓会を忘れて、彼女の生活習慣を詳しく問診していました。その結果は本当に明確です。

お肌がカサカサして潤いがなかったり、毛穴が開いていたり、吹き出物が出ていたり、肌の色がくすんでいる人たちは、じつに腸の調子が悪い。

いっぽう、みなに囲まれ、キラキラとほほえんでいる人たちは、腸を健康にする食事をし、腸をととのえる運動をしていました。

内面からにじみ出る美しさ。それは腸が美しいからなのです。

腸が汚れている人は、ちょっと怒りっぽくてイライラして見えます。
腸が美しい人は、メンタルも落ち着き、幸福感に包まれています。

それだけではありません。最近のさまざまな研究によりわかってきたこと。それは、腸内の環境が悪いと、心不全になりやすい。便秘の人は腎不全が進行しやすく寿命が短い。腸の中で有害物質ができやすい人は血管が動脈硬化を起こしやすい。認知症やパーキンソン病などの脳の病気になりやすい、ということです。

つまり、おなかの強い、不調などの「症状がない人」にとっても、腸の状態は、全身の健康に影響を及ぼしているのです。

私は同級生たちにこの本の内容を指導しました。
その後、彼らから喜びの声をいただきました。
「仕事や家庭で、これまでとはやる気がまるで違うよ！」
「自然に体と頭が動いてバリバリ働ける。枯れかかっていた自信が回復した！」

人生１００年時代。たった一度の人生です。いつまでも若々しく、やる気と幸福感に満ちた人生にするために腸をととのえる。それに必要な答えは、この本の中にあります。
勇気を持ってその第一歩を踏み出しましょう！

医療法人社団信証会　江田クリニック
江田　証

キレイの秘訣は腸にあった！

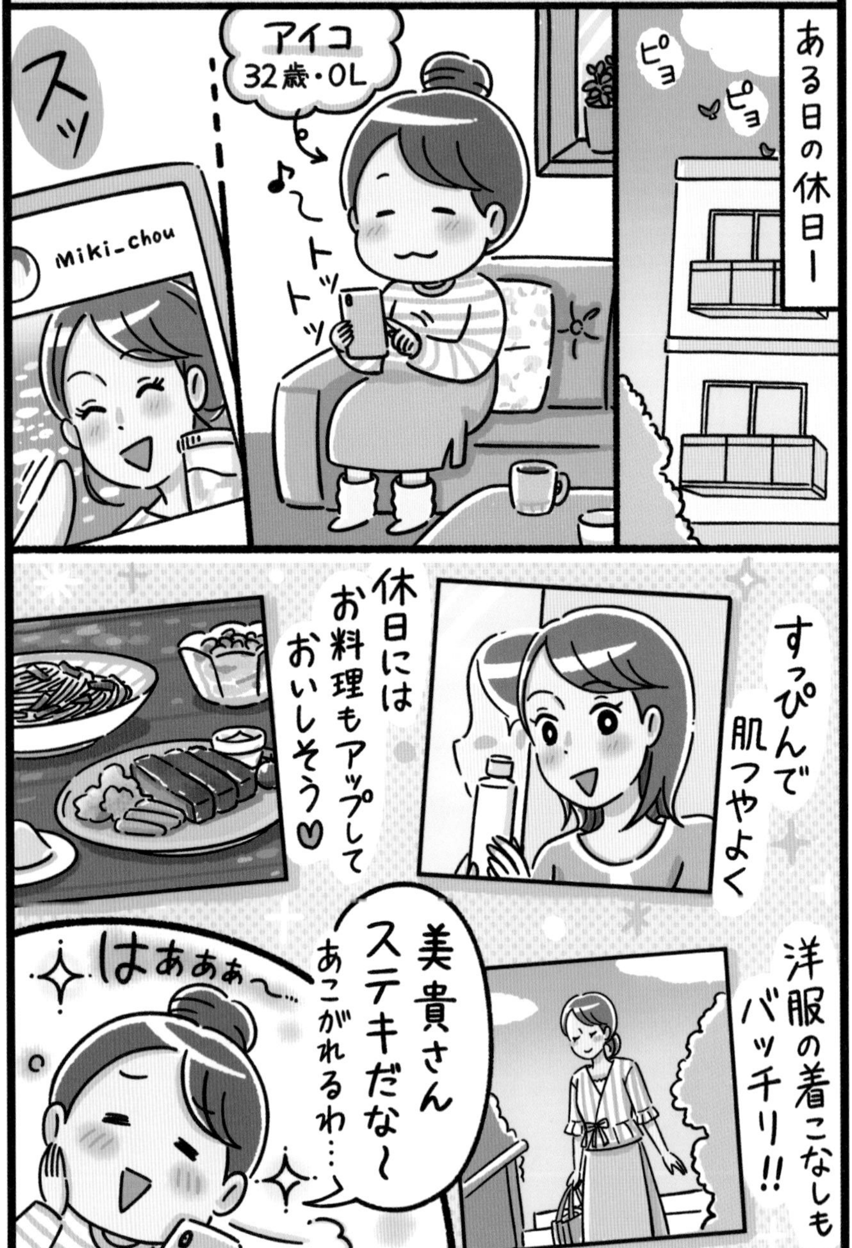
ある日の休日ー
ピョ
ピョ
アイコ
32歳・OL
♪～
トットッ
トッ
スッ
Miki_chou
すっぴんで
肌つやよく
休日には
お料理もアップして
おいしそう♡
洋服の着こなしも
バッチリ!!
美貴さん
ステキだな～
あこがれるわ…
はあぁぁ～……

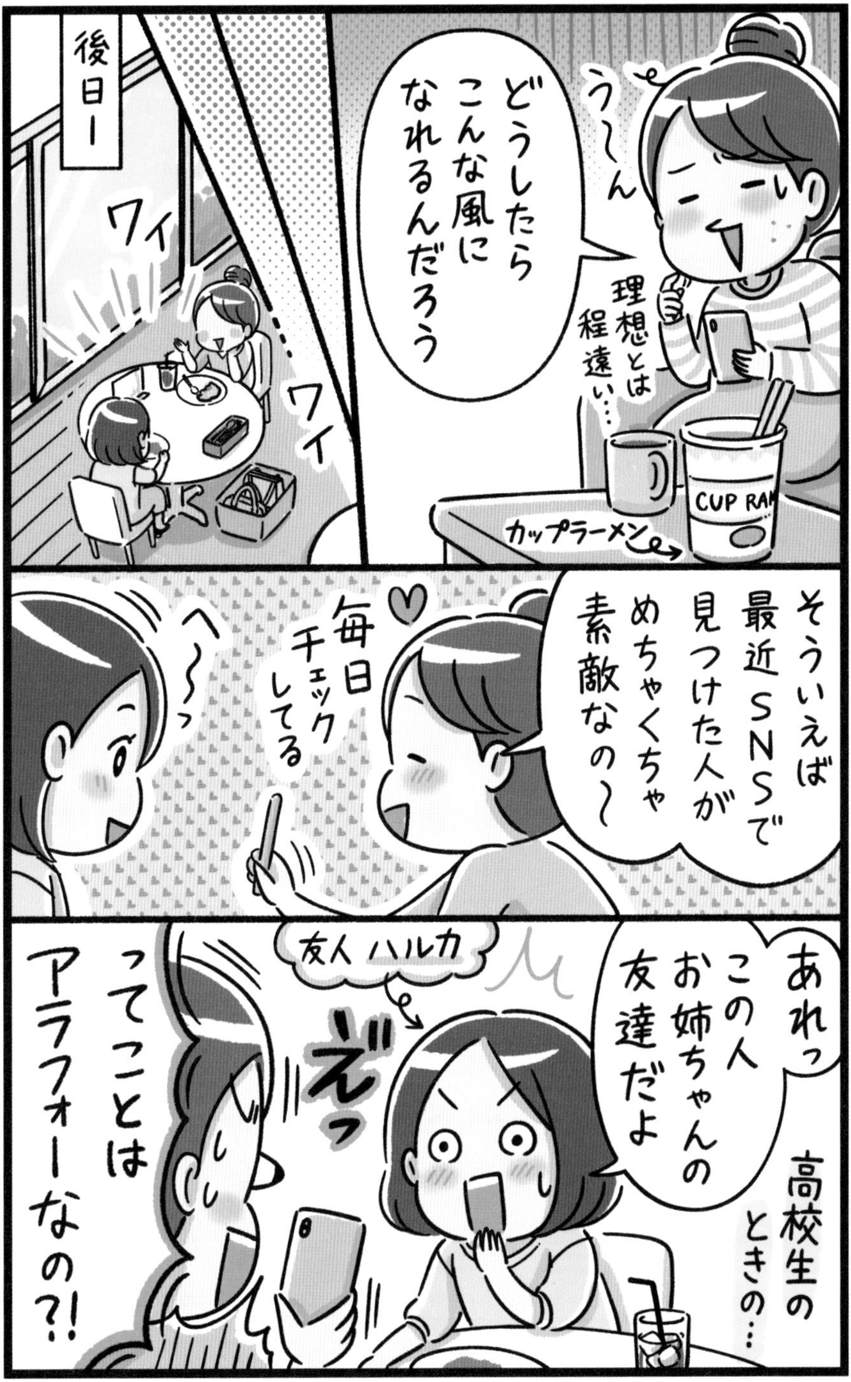

う〜ん
どうしたらこんな風になれるんだろう
理想とは程遠い…
CUP RAM
カップラーメン
後日ー
ワイ
ワイ
そういえば最近SNSで見つけた人がめちゃくちゃ素敵なの〜
毎日チェックしてる
へ〜〜っ
あれっこの人お姉ちゃんの友達だよ
高校生のときの…
友人 ハルカ
え゛っ
ってことはアラフォーなの?!

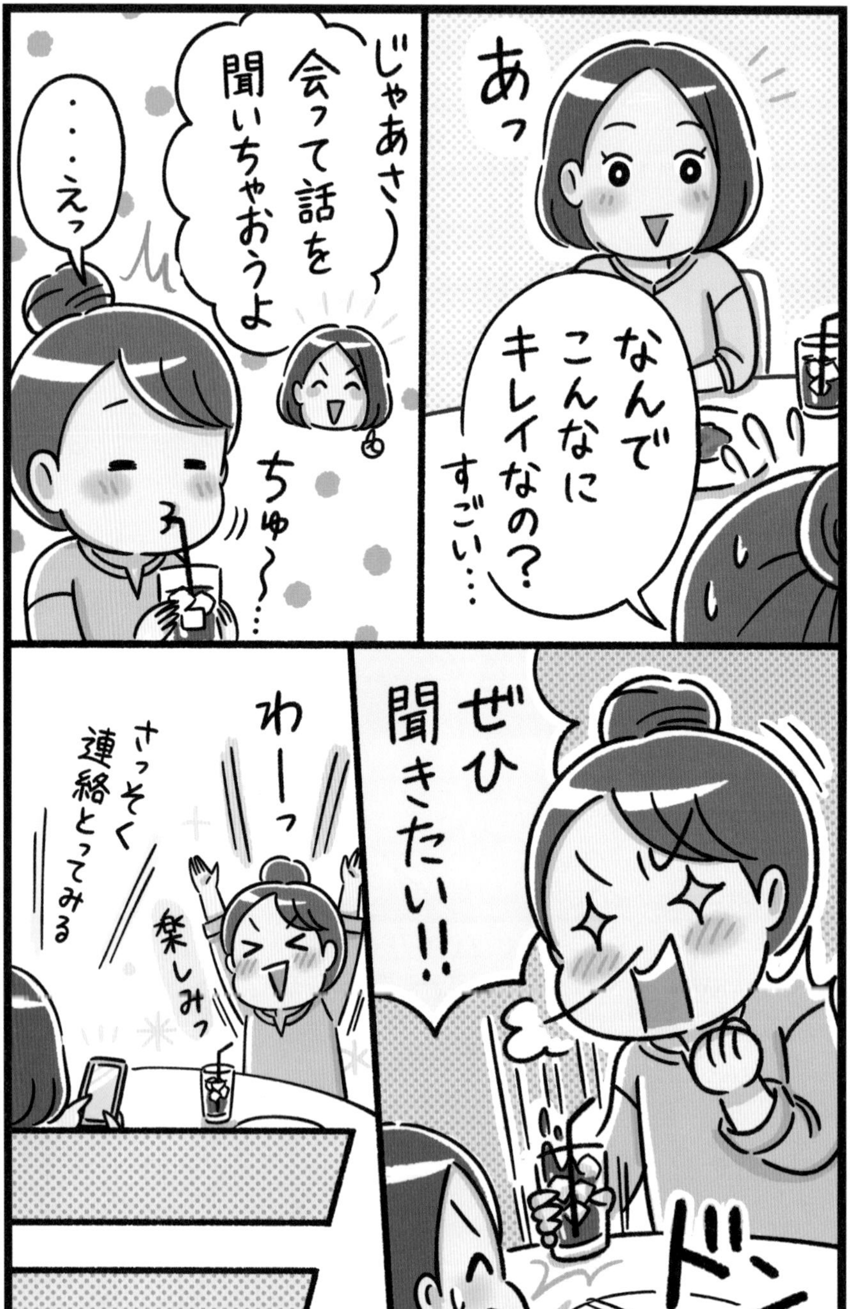
あっ
なんでこんなにキレイなの?
すごい…
じゃあさ〜 会って話を聞いちゃおうよ
…えっ
ちゅ〜…
ぜひ聞きたい!!
ドンッ
わーっ
楽しみっ
さっそく連絡とってみる

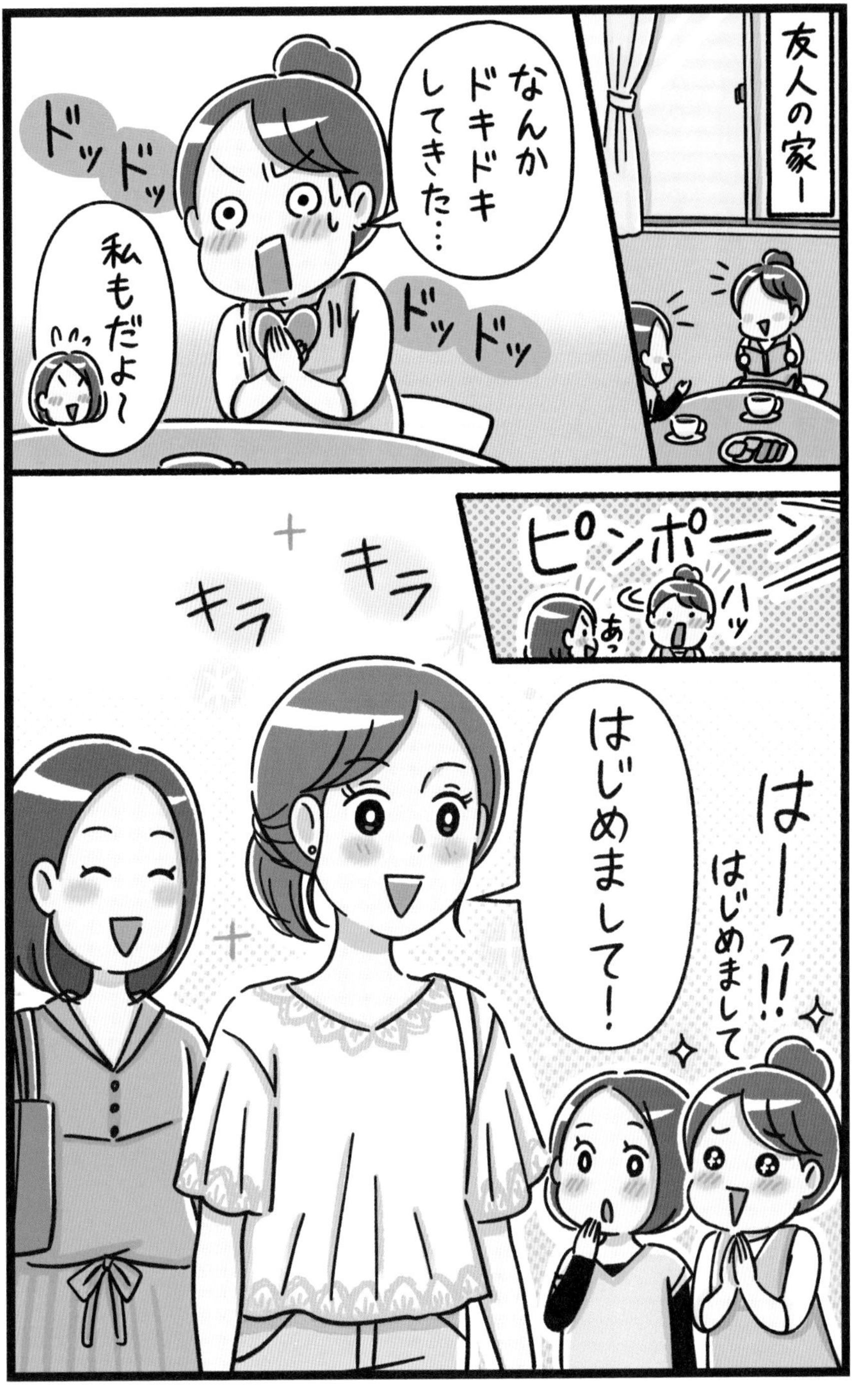
友人の家ー
なんかドキドキしてきた…
ドッドッ
ドッドッ
私もだよ〜
ピンポーン
ハッ
あっ
キラキラ
はじめまして!
はーっ!!
はじめまして

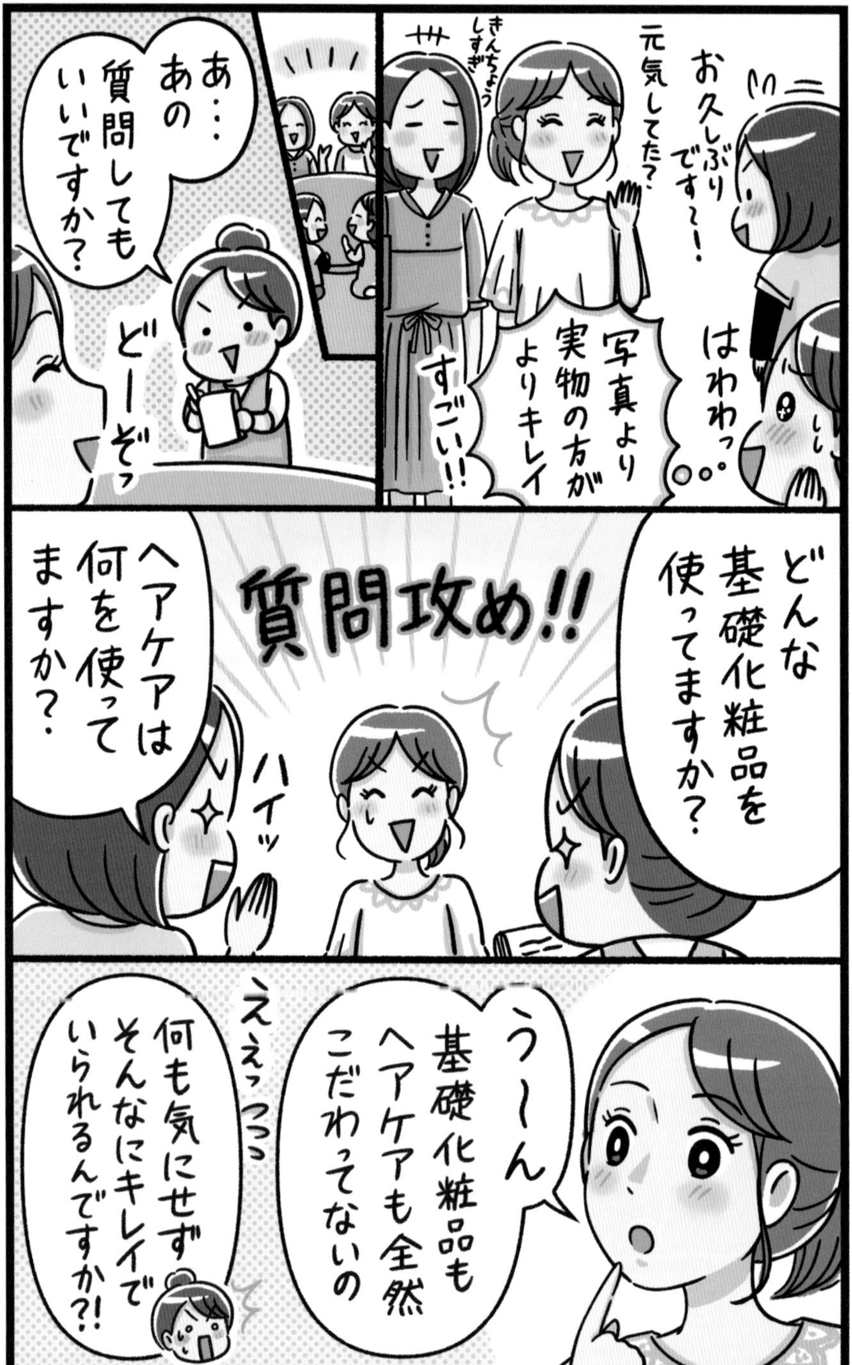
お久しぶりです〜！！
元気してた？
きんちょうしすぎ
はわわっ
写真より実物の方がよりキレイ
すごい！！
あ…あの質問してもいいですか？
どーぞっ
質問攻め!!
どんな基礎化粧品を使ってますか？
ハイッ
ヘアケアは何を使ってますか？
う〜ん基礎化粧品もヘアケアも全然こだわってないの
ええっっっ
何も気にせずそんなにキレイでいられるんですか?!

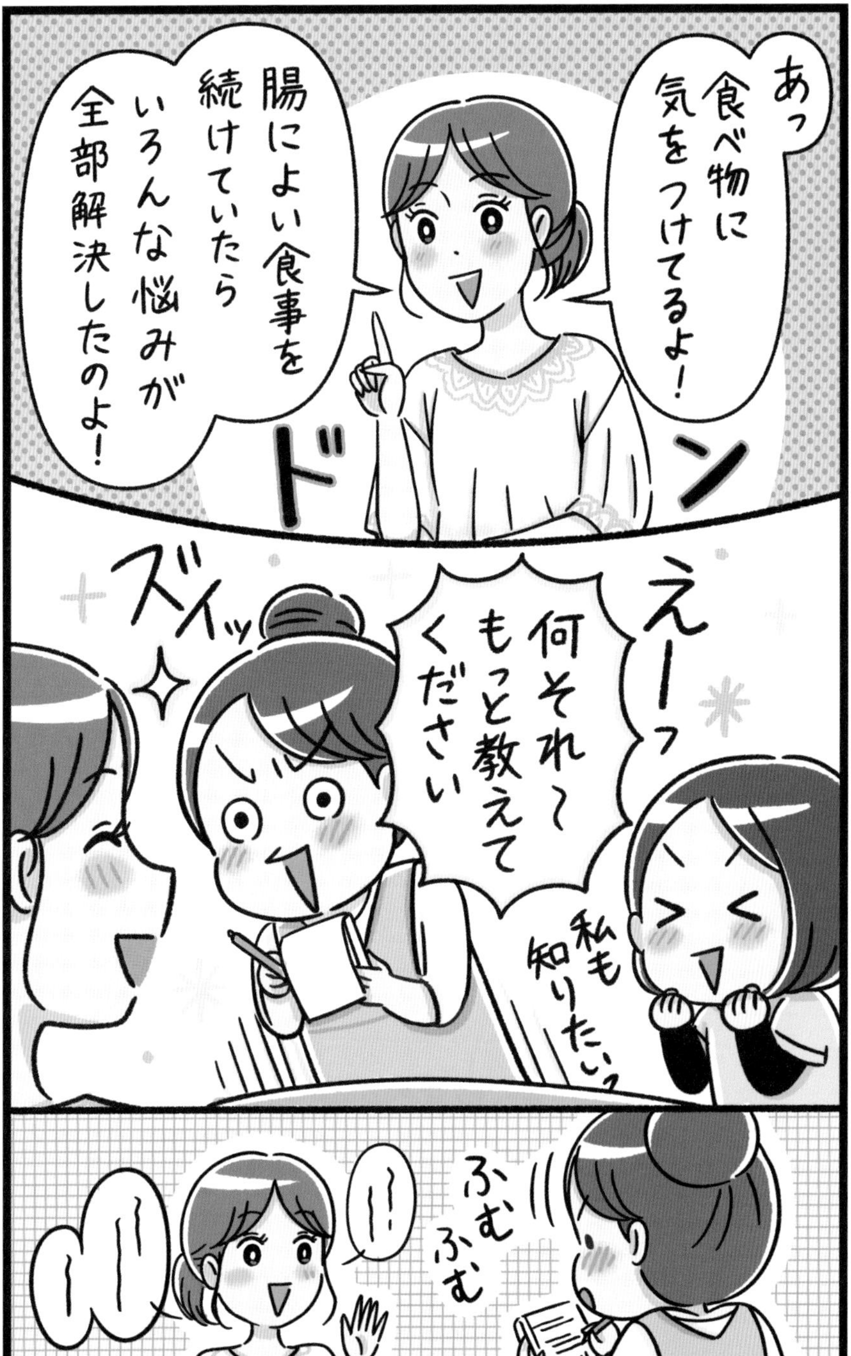
あっ
食べ物に
気をつけてるよ!
腸によい食事を
続けていたら
いろんな悩みが
全部解決したのよ!
ド
ン
えーっ
何それ～
もっと教えて
ください
ズイッ
私も
知りたいっ
ふむ
ふむ

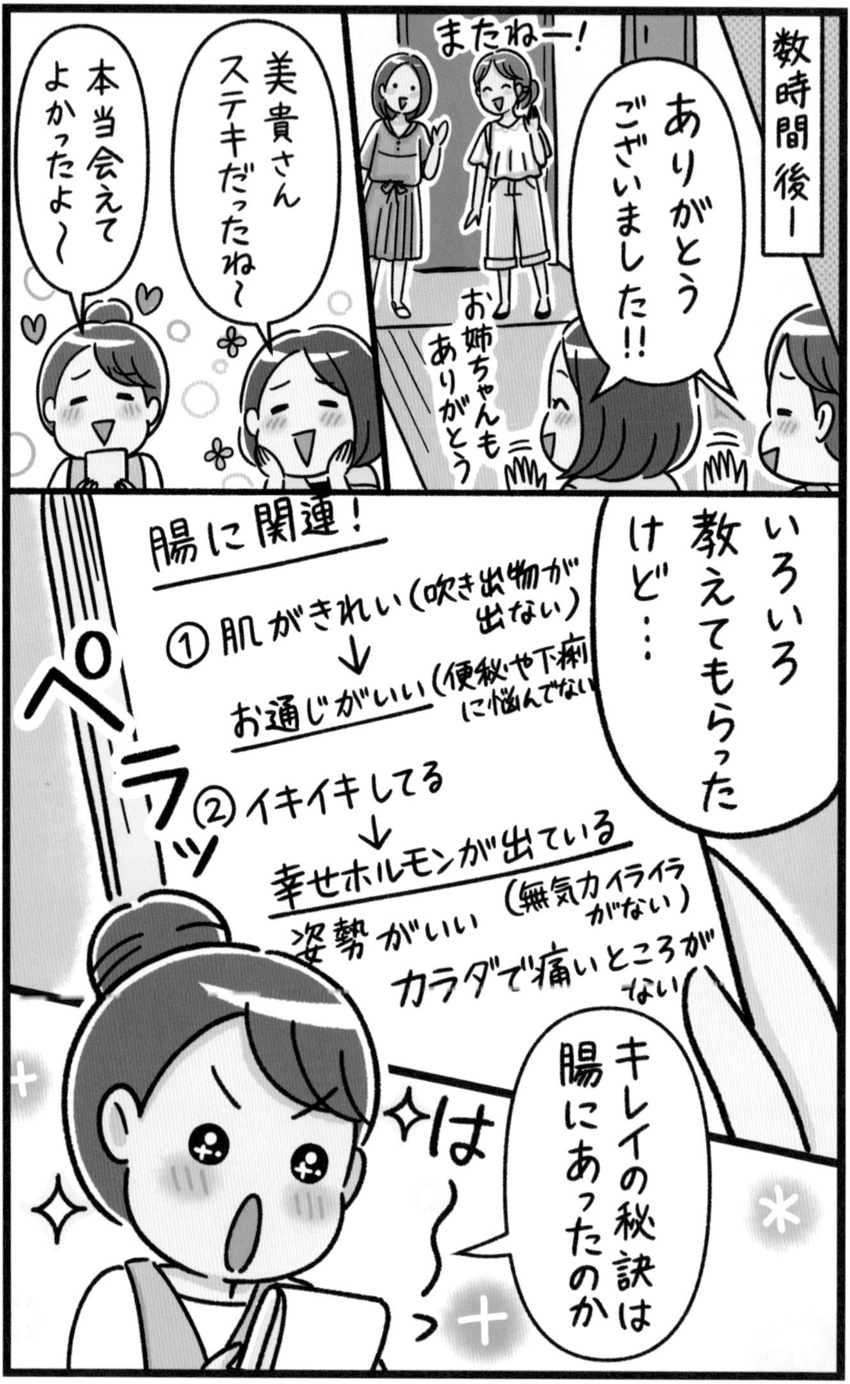

数時間後ー
ありがとうございました!!
またねー!
お姉ちゃんもありがとう
美貴さんステキだったね〜
本当会えてよかったよ〜
いろいろ教えてもらったけど…
腸に関連!
① 肌がきれい(吹き出物が出ない)
↓
お通じがいい(便秘や下痢に悩んでない)
② イキイキしてる
↓
幸せホルモンが出ている
(無気力イライラがない)
姿勢がいい
カラダで痛いところがない
ペラッ
は〜っ
キレイの秘訣は腸にあったのか

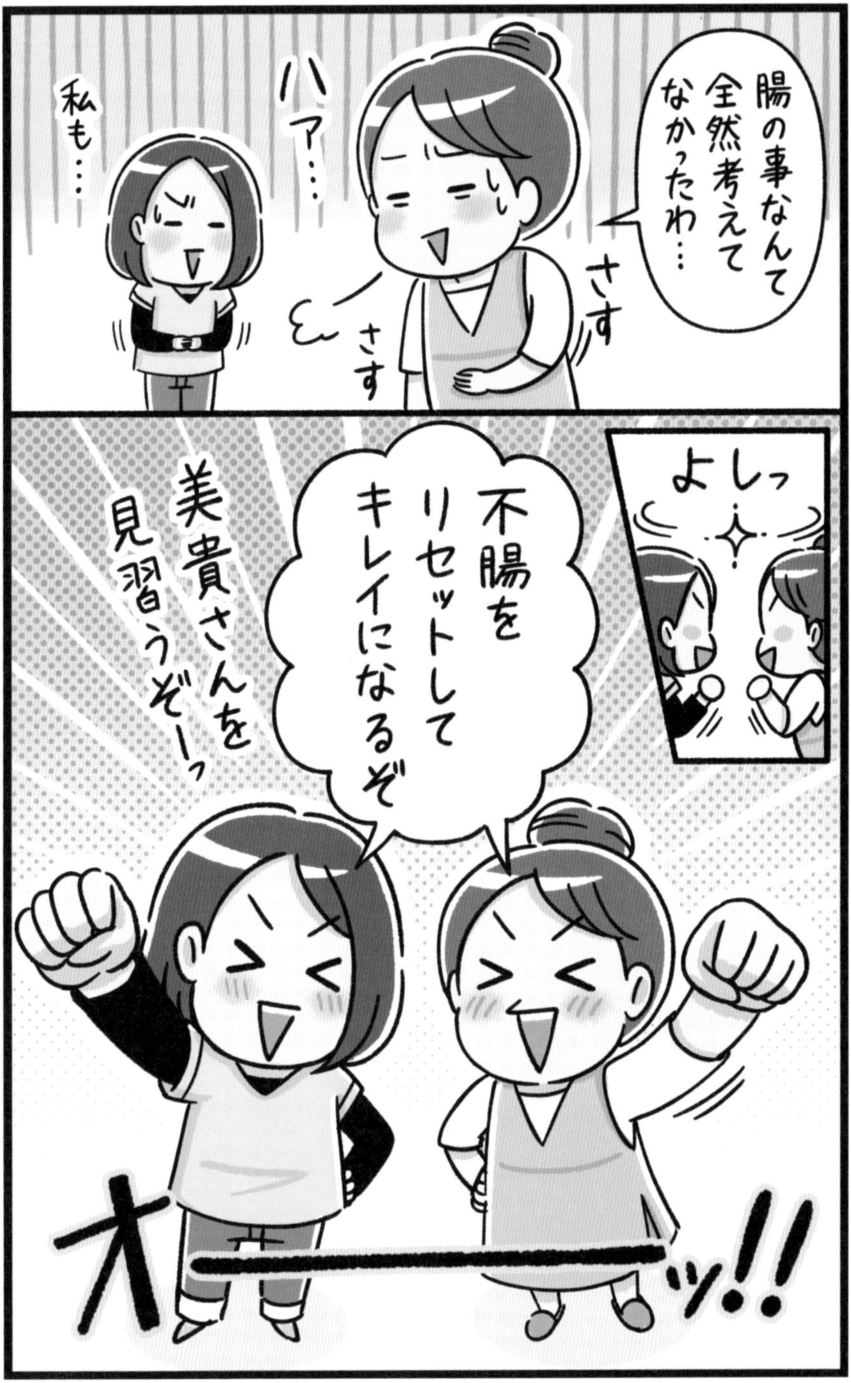
腸の事なんて
全然考えて
なかったわ…
さす
さす
ハア…
私も…
よしっ
不腸を
リセットして
キレイになるぞ
美貴さんを
見習うぞーっ
オーーーッ!!

目次

はじめに……2

マンガ　キレイの秘訣は腸にあった！……4

1章　元気な体は、絶好腸にアリ！

全長約8mの器官！　腸って何してる？……18

図解「食べ物が消化・吸収されるしくみ」……20

まだまだあります！　腸のはたらき

はたらきその1　ウイルスなどの外敵をやっつける！……26

はたらきその2　「第2の脳」ともいわれる司令塔……28

はたらきその3　各臓器へはたらきを促す「スイッチ」役……30

はたらきその4　幸せホルモンをつくり、心を安定させる……32

ととのえるにはどうする？　良好な腸内環境とは……34

腸活コラム①　善玉菌のとり過ぎは逆効果……36

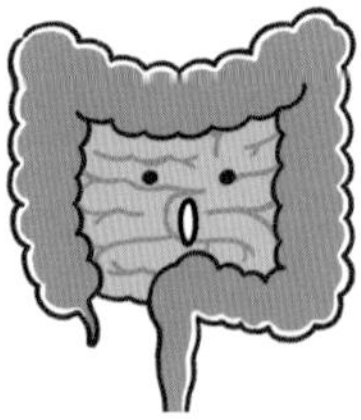

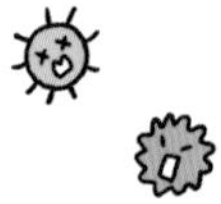

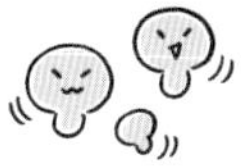

2章 体の不調の原因は、不腸を疑え！

あなたのその不腸　腸が原因では？
〝不腸〟をリセットして、不調を解消！……38
お悩み1　便秘・下痢……40
お悩み2　やせない……44
お悩み3　肌あれ・むくみ・冷え性……46
お悩み4　おなら（ガス）……48
お悩み5　肩こり・腰痛……50
お悩み6　不眠・イライラ……52
お悩み7　アレルギー・感染症……54
お悩み8　過敏性腸症候群……56
お悩み9　生理痛……58
腸活コラム②　不調は万病のもと……60

3章 腸によい栄養って、どんなもの？

マンガ　不腸を招く原因とサヨナラ！……62
不調をリセット！　どう食べる？……70
不調をリセット！　何を食べる？
腸内に、いろんな善玉菌を増やそう……72
腸によい栄養1　発酵食品……74
腸によい栄養2　水溶性食物繊維……76
腸によい栄養3　オリゴ糖……78
腸によい栄養4　オメガ3系脂肪酸……80
効果が出ない！　STOP！整腸食
原因その1　SIBO（小腸内細菌増殖症）かもしれません……82
原因その2　腸に悪影響を及ぼす4つの糖質……84

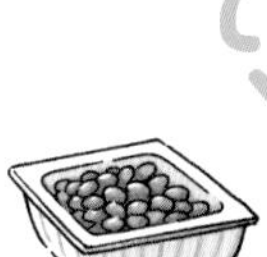

こんな症状があったら、FODMAP食品に注意！……86
低FODMAP・高FODMAP食品リスト……88

4章 不腸をリセットする食事

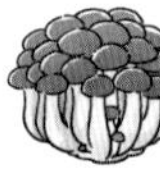

お通じがよくなる　朝食で腸をオンに！……96

朝食ルーティーンメニュー

❶ 玉ねぎ納豆……98
❷ さば缶そぼろ……99
❸ めかぶキムチ丼……100
❹ しめじ、ブロッコリー、アボカドのマリネ……101
❺ かぼちゃとカマンベールチーズのサラダ……102
❻ ごぼうのピクルス……103
❼ オクラと玉ねぎのみそ汁……104
❽ バナナヨーグルトジュース……105

腸を元気に！　昼食には野菜をプラス……106

ランチメニュー

❶ 豚肉とキャベツのごまみそ炒め丼……108
❷ レンジタコライス……110
❸ 鶏肉とごぼうの卵とじ丼……112
❹ ツナとかぼちゃのトマトスパゲティ……114
❺ さばサンド……116
❻ 低FODMAP食の人にも！ ベーコンとピーマンの炒めピラフ……118
❼ 低FODMAP食の人にも！ ビビンバ……120

マンガ **面倒くさがり屋さんもこれならできる！**……122

翌朝にひびかない　夕食のとり方……128

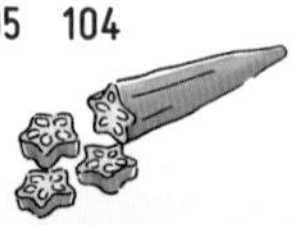

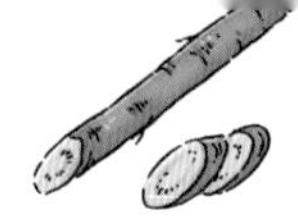

腸を元気にするカンタン2品献立

❶ ハンバーグ献立……130
（ハンバーグ　アボカドソース／小松菜とミックスビーンズのスープ）

❷ 鶏ごぼうから揚げ献立……132
（鶏ごぼうから揚げ／トマトとわかめのナムル）

❸ わかめ餃子献立……134
（わかめ餃子／切り干し大根のキムチあえ）

❹ 豚キムチ炒め献立……136
（豚キムチ炒め／きのこ納豆汁）

❺ 長いものねぎみそ肉巻き献立……138
（長いものねぎみそ肉巻き／玉ねぎとなめこのかきたまスープ）

❻ 納豆とかぼちゃのスパニッシュオムレツ献立……140
（納豆とかぼちゃのスパニッシュオムレツ／グリーンカールとアボカドのサラダ）

❼ 豚肉とほうれん草のガーリックバター炒め献立……142
（豚肉とほうれん草のガーリックバター炒め／厚揚げの塩麹だれ）

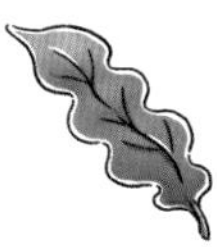

❽ 鶏肉とブロッコリーのヨーグルトマリネ献立……144
（鶏肉とブロッコリーのヨーグルトマリネ／ベーコンともち麦、きのこのスープ）

❾ 鮭とれんこんのトマト煮献立……146
（鮭とれんこんのトマト煮／ほうれん草とひじきのチーズマリネ）

❿ 低FODMAP食の人にも！
ポークソテー献立……148
（ポークソテー　オクラソース／かぶとミニトマトのチーズ焼き）

⓫ 低FODMAP食の人にも！
えびと白菜のとろみ煮献立……150
（えびと白菜のとろみ煮／もやしとピーマンのさっぱりあえ）

⓬ 低FODMAP食の人にも！
牛肉とオクラの南蛮漬け献立……152
（牛肉とオクラの南蛮漬け／豆苗の納豆あえ）

腸活コラム③　カロリー食品に注意！……154

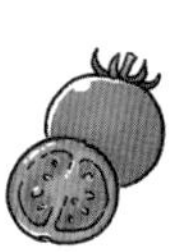

5章 不腸をリセットする生活習慣

マンガ 不腸を招く生活習慣……156

不調を招く　悪習慣を改善……162

大腸がんのリスクが高まる　座りすぎに注意……164

寝ている間に　腸をキレイに……166

腸にも美容にも　ストレスは大敵！……168

腸を強く　1日15分の運動を……170

排便力UP！　骨盤底筋群を鍛えよう……172

不腸リセット　エクササイズ

❶腸の動きを活発にする　上半身ねじり……174

❷腸の動きを活発にする　下半身ねじり……176

❸腸の動きを活発にする　ワインオープナーねじり……178

❹排便力を上げる　両脚ちょい上げキープ……180

❺排便力を上げる　寝転び両脚ちょい上げキープ……182

❻便のつまりを改善　寝転びもも上げ……184

❼腸腰筋を鍛える　寝転びツイスト……186

❽副交感神経をととのえる　寝転び腰上げキープ……188

不腸の特効薬！　お風呂でリラックス……190

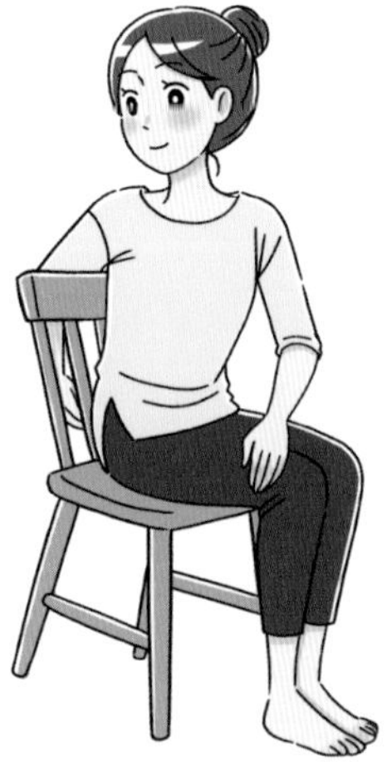

1 章

元気な体は、絶好腸にアリ！

消化器官の一つである腸は、
栄養の消化・吸収に関わるだけでなく、
体のあらゆる臓器と連携して健康な体を維持しています。
元気な体をキープするために、
腸のはたらきについて理解を深めましょう。

全長約8mの器官！

腸って何してる？

体のなかで腸が何をしているのか、腸について理解を深めましょう。

腸で栄養を吸収し、不要なものは外へ出す

消化・吸収・排泄をつかさどる

腸は大きく分けると小腸と大腸の二つに分けられ、小腸は十二指腸・空腸・回腸、大腸は盲腸・結腸・直腸に分けられます。

小腸は直径3～4㎝、長さ約6～8mの管で、食べ物から栄養を消化・吸収するはたらきをしています。

まず口でかみくだかれた食べ物は食道を通過して胃に入り、胃液と混ざり消化されはじめます。

胃でおかゆ状になった食べ物は十二指腸へ送られ、さらに消化が進みます。その後十二指腸から回腸まで、3～5時間かけて通過し、栄養が吸収されていきます。

栄養が吸収されたあとの食べかすを便にするのが大腸の役割です。大腸は直径6・5㎝（盲腸部）、長さ約1・5mで、水とビタミンを吸収します。結腸に生育しているさまざまな腸内細菌が小腸から送られてきた食べかすを発酵させ、便にしていきます。

腸の位置と各部の名称

小腸と大腸は、胃とともに腹部消化管ともいわれる。小腸は下腹部の腹腔内におさまっており、大腸は小腸をコの字型に囲んでいる。

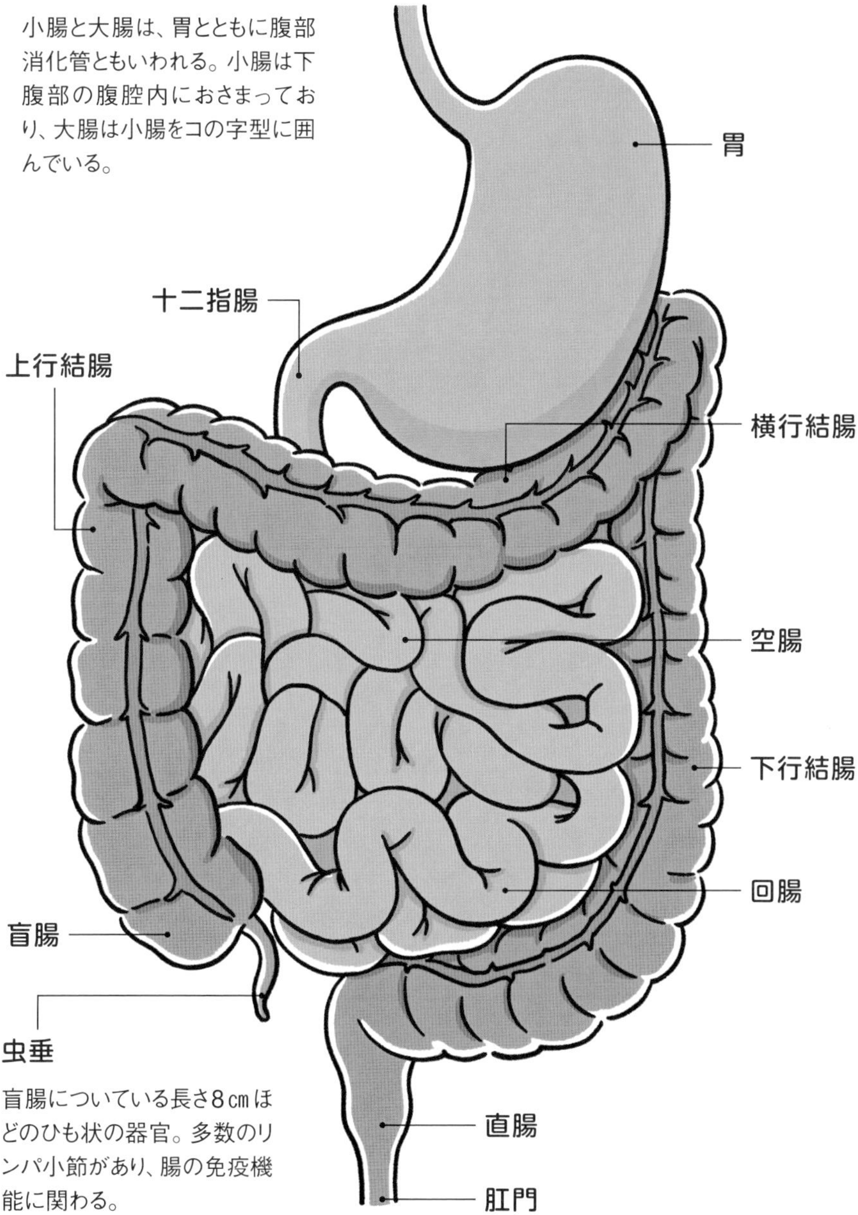
胃
十二指腸
上行結腸
横行結腸
空腸
下行結腸
回腸
盲腸
虫垂
直腸
肛門

盲腸についている長さ8㎝ほどのひも状の器官。多数のリンパ小節があり、腸の免疫機能に関わる。

90℃ 回転してお読み下さい

図解 食べ物が消化・吸収されるしくみ

わたしたちが食べ物を食べて、消化・吸収して必要な栄養を体に取り込み、体に必要のないものを排出するまでのしくみです。

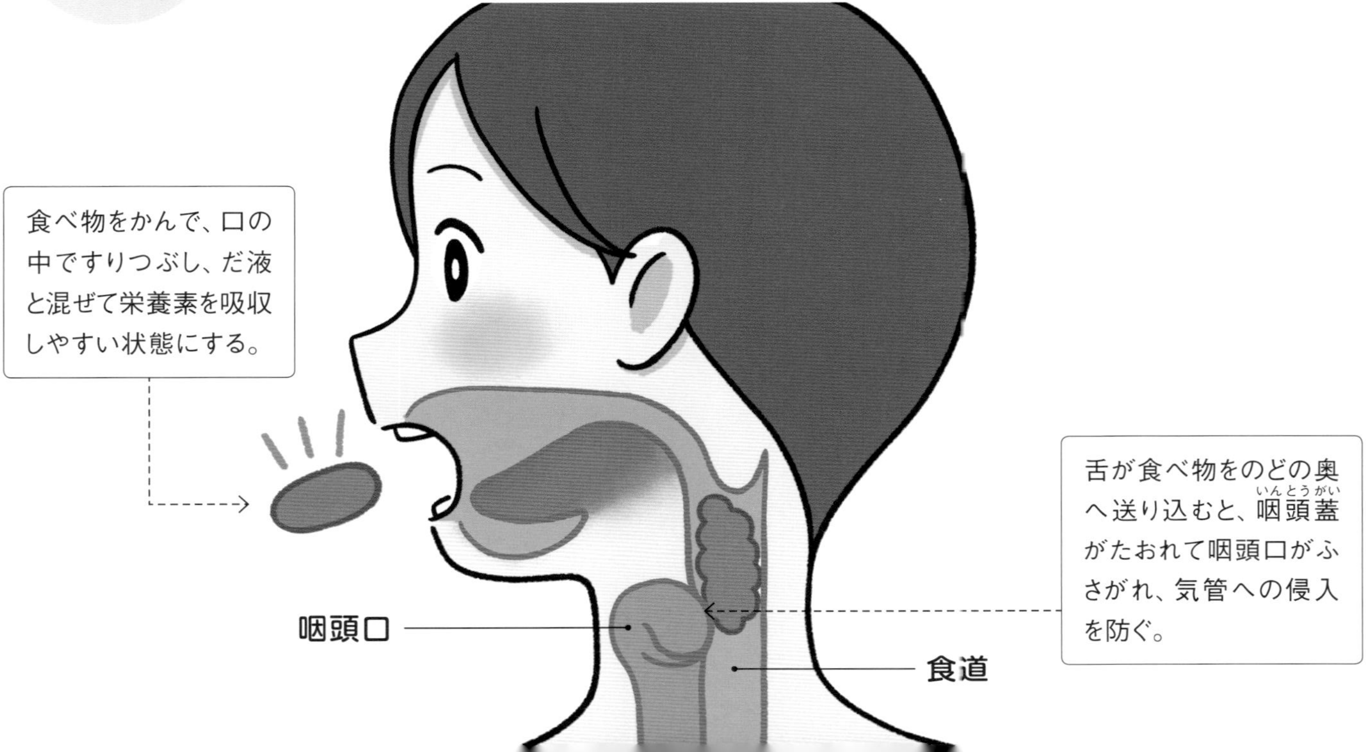
食べ物をかんで、口の中ですりつぶし、だ液と混ぜて栄養素を吸収しやすい状態にする。
咽頭口
食道
舌が食べ物をのどの奥へ送り込むと、咽頭蓋《いんとうがい》がたおれて咽頭口がふさがれ、気管への侵入を防ぐ。

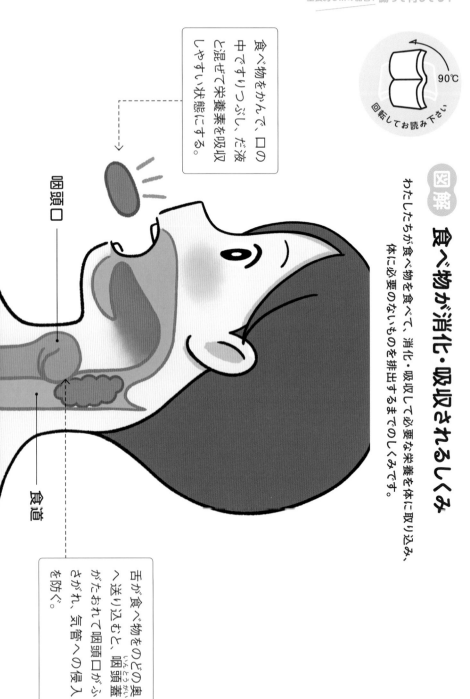

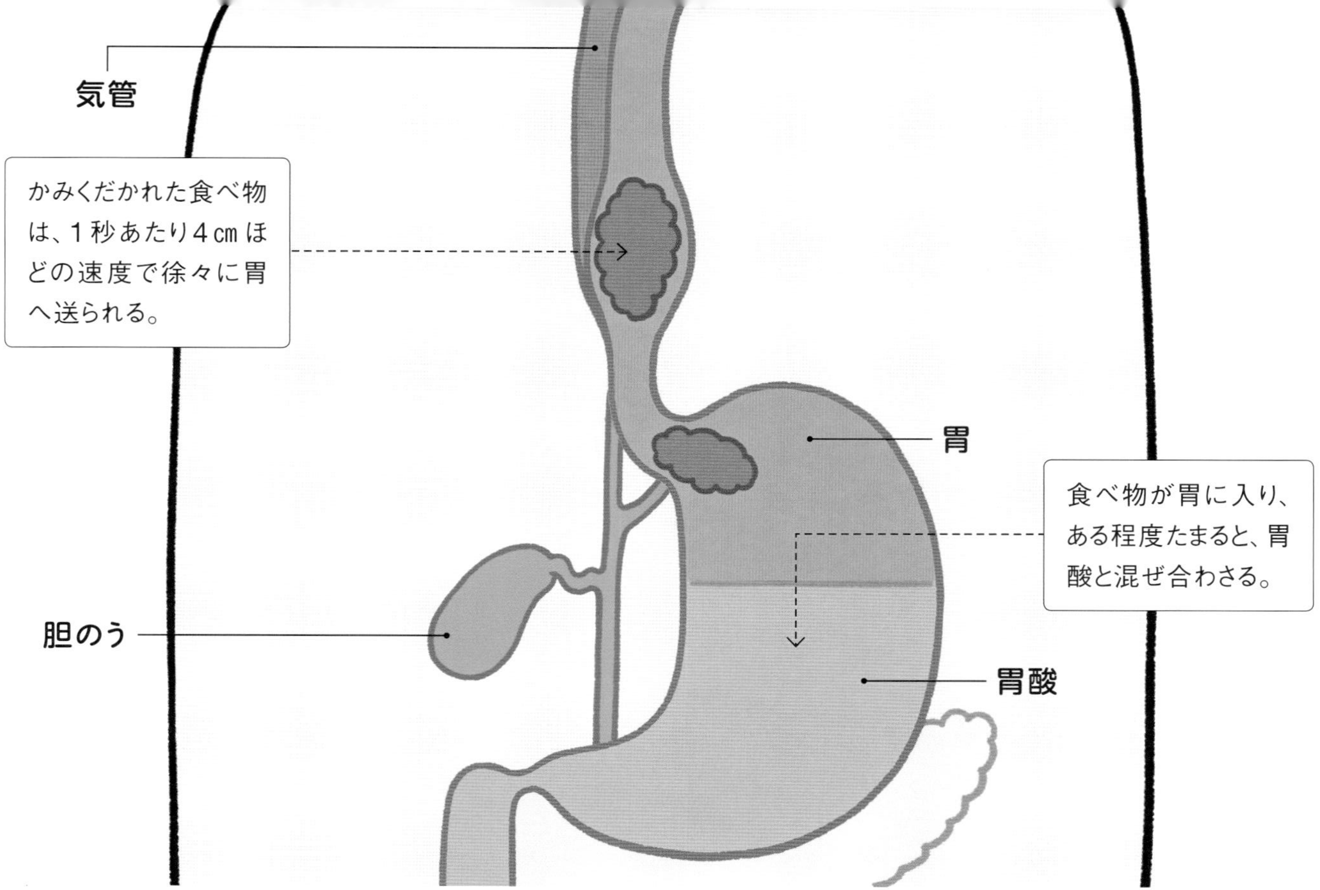
気管
かみくだかれた食べ物は、1秒あたり4㎝ほどの速度で徐々に胃へ送られる。
胃
食べ物が胃に入り、ある程度たまると、胃酸と混ぜ合わさる。
胆のう
胃酸

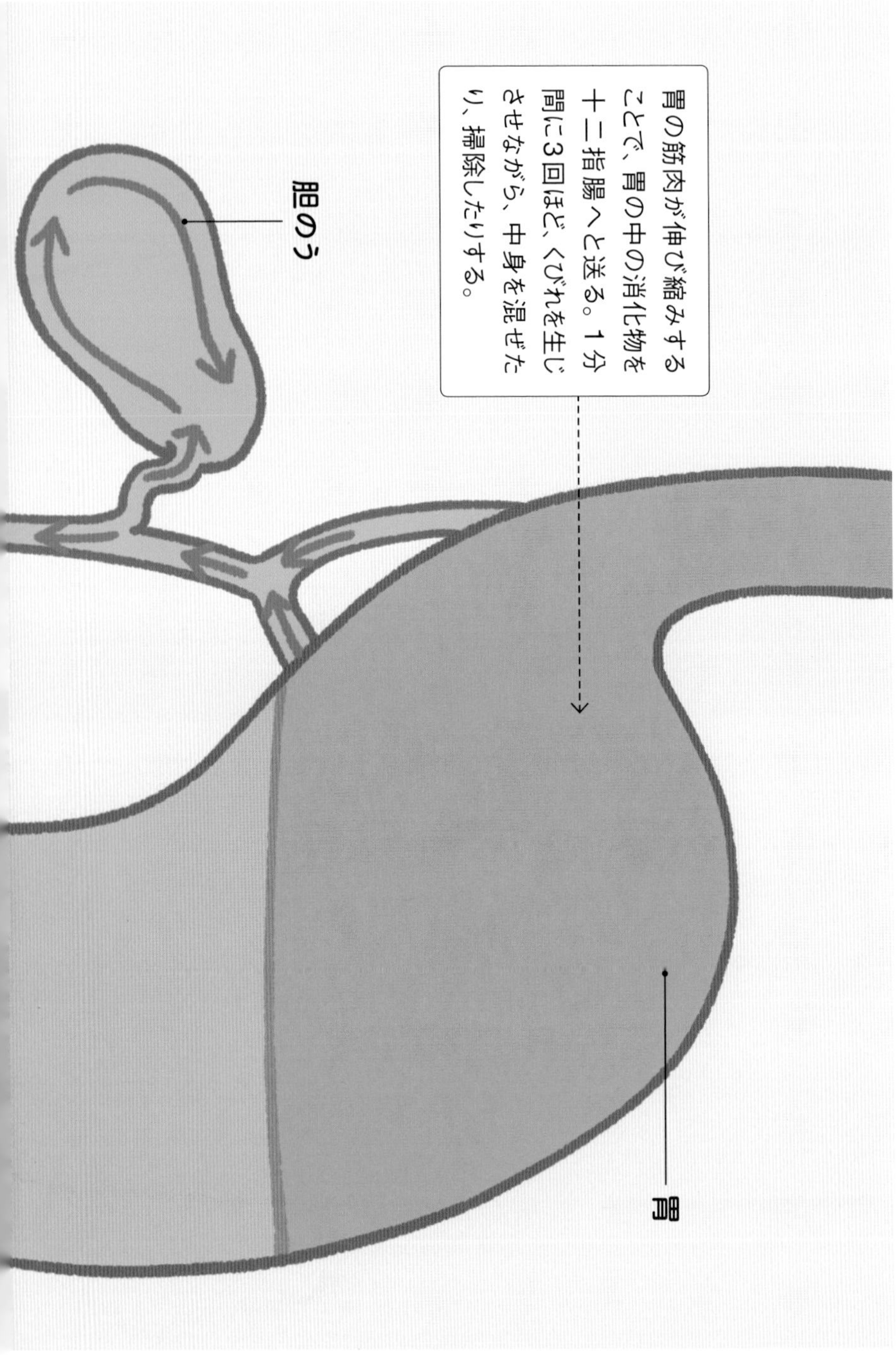
胃の筋肉が伸び縮みすることで、胃の中の消化物を十二指腸へと送る。1分間に3回ほど、くびれを生じさせながら、中身を混ぜたり、掃除したりする。
胆のう
胃

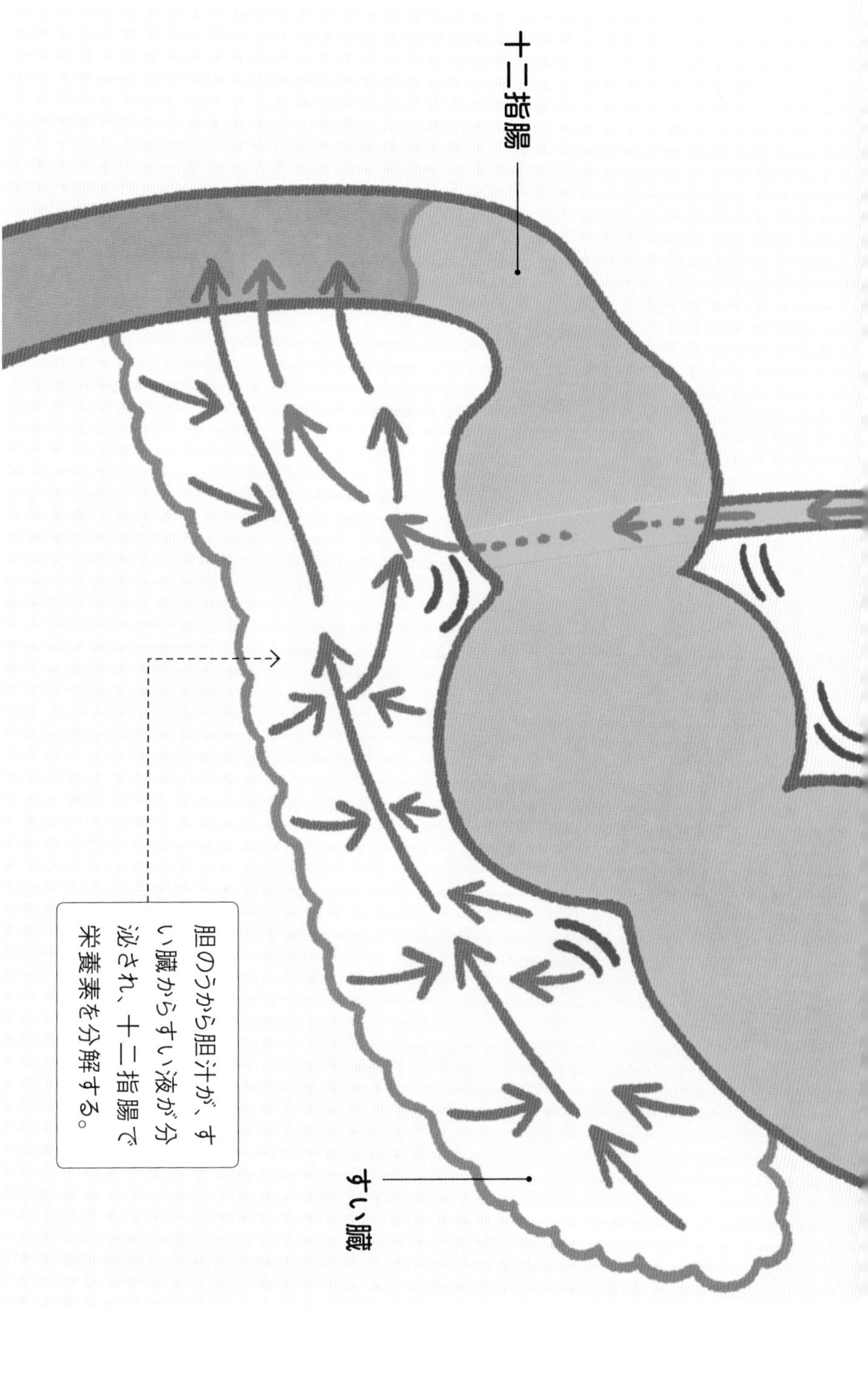
十二指腸
すい臓
胆のうから胆汁が、すい臓からすい液が分泌され、十二指腸で栄養素を分解する。

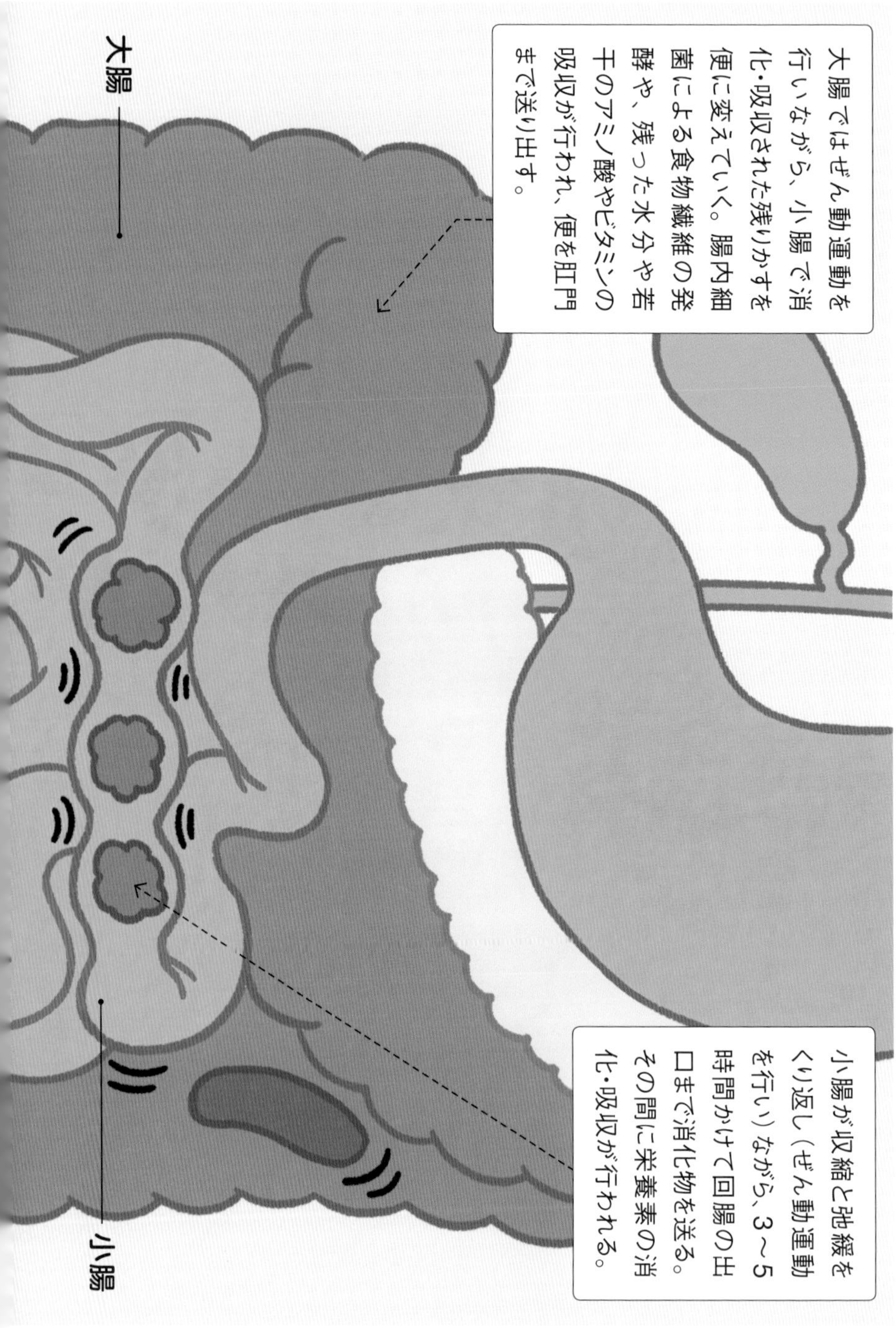

大腸ではぜん動運動を行いながら、小腸で消化・吸収された残りかすを便に変えていく。腸内細菌による食物繊維の発酵や、残った水分や若干のアミノ酸やビタミンの吸収が行われ、便を肛門まで送り出す。

小腸が収縮と弛緩をくり返し（ぜん動運動を行い）ながら、3～5時間かけて回腸の出口まで消化物を送る。その間に栄養素の消化・吸収が行われる。

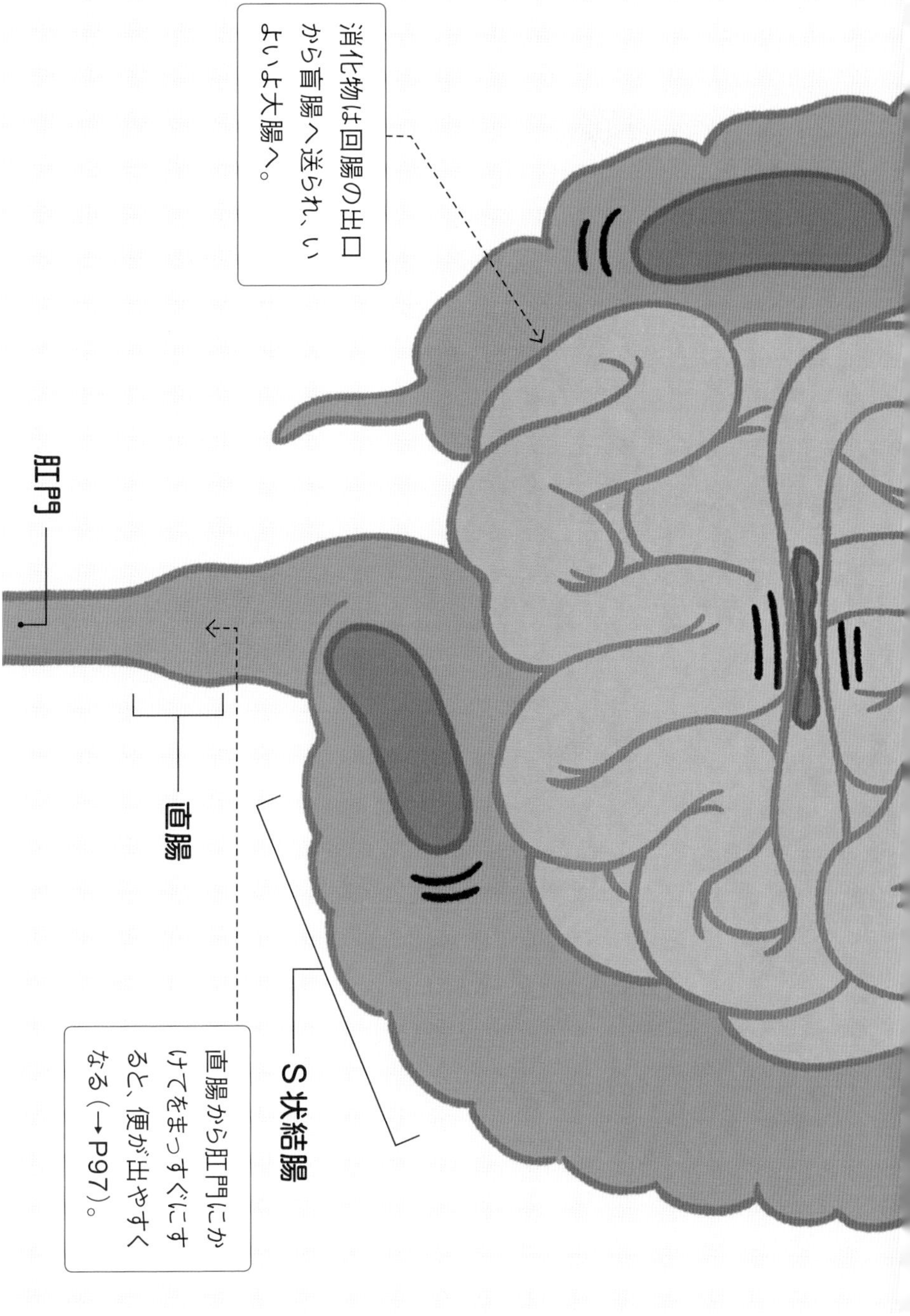
消化物は回腸の出口から盲腸へ送られ、いよいよ大腸へ。
肛門
直腸
S状結腸
直腸から肛門にかけてをまっすぐにすると、便が出やすくなる（→P97）。

まだまだあります！ 腸のはたらき

腸は食べ物の消化吸収だけでなく、そのほかにも重要な役割を果たしています。

はたらき その1

ウイルスなどの外敵をやっつける！

免疫細胞の約7割が腸にあり！

わたしたちの体には、呼吸や食事などを介して、目に見えない細菌やウイルスが入ってきます。その外敵が全身に巡らないように、無害か有害かを判断しているのが免疫細胞で、その約7割が腸に集まっています。

腸の免疫細胞が「有害な物質が入ってきたぞ！」と察知すると、抗菌作用のある物質を腸内でつくり分泌するように指令を送り、外敵をやっつけるというシステムです。このとき腸内でつくられる物質を「抗体」と呼びます。

この免疫細胞のはたらきを利用して病気を予防する方法が、インフルエンザなどの予防接種です。体に、病原性を弱めたウイルス（ワクチン）を注射で入れ、免疫細胞に抗体をつくらせ、抵抗力をつけるというしくみです。しかし、免疫細胞がうまくはたらかなければ、抗体ができない恐れもあります。つまり免疫細胞にしっかりはたらいてもらうためには、腸内環境が重要なのです。

腸内の免疫細胞のはたらき

腸壁内部の免疫細胞がはたらき、病原菌を撃退しています。

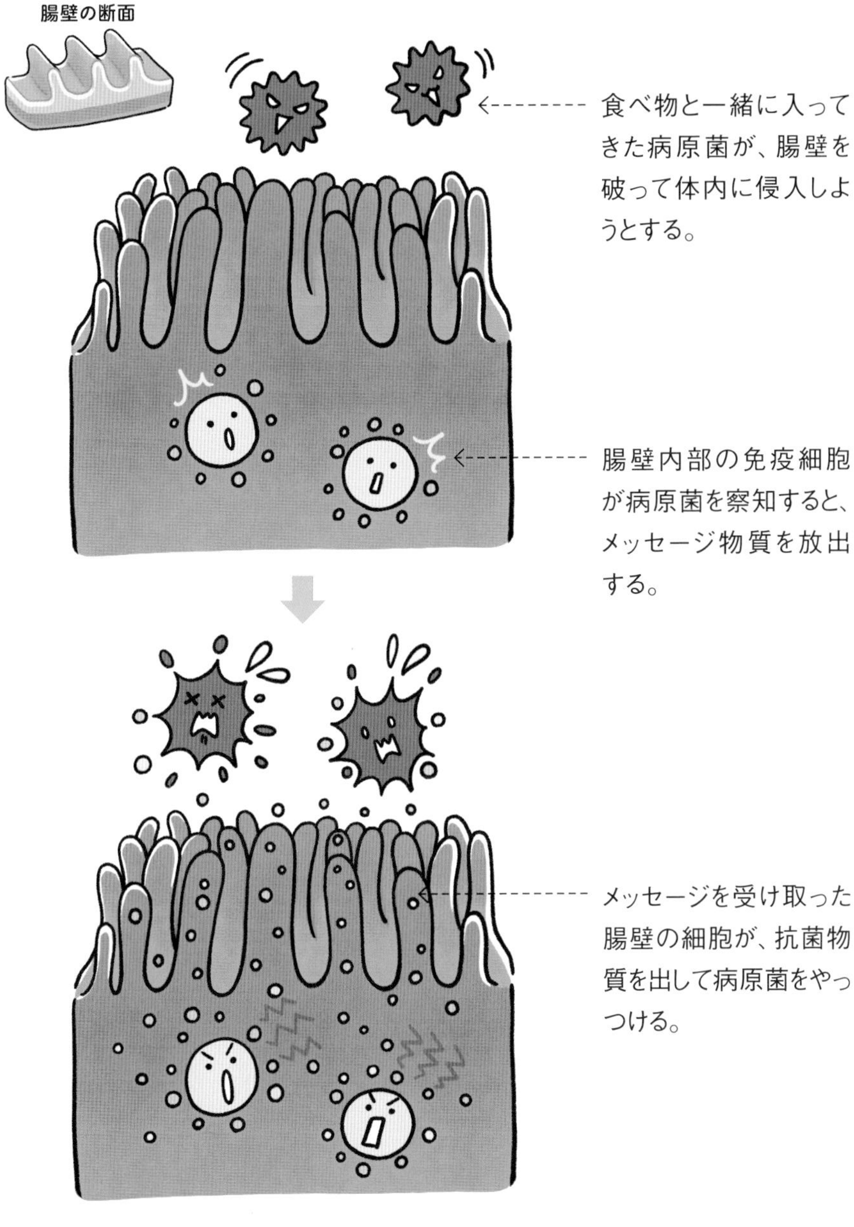
腸壁の断面
食べ物と一緒に入ってきた病原菌が、腸壁を破って体内に侵入しようとする。
腸壁内部の免疫細胞が病原菌を察知すると、メッセージ物質を放出する。
メッセージを受け取った腸壁の細胞が、抗菌物質を出して病原菌をやっつける。

はたらき その2

「第2の脳」ともいわれる司令塔

腸がととのうと、自律神経もととのう

腸には約1億個の神経細胞があり、その数は脳に次ぐ多さです。

じつは腸のはたらきは脳によってコントロールされているのではなく、腸が自ら判断をしてはたらいており「第2の脳」とも呼ばれています。

腸は管状の臓器で、その管は多層構造になっており、それぞれの層に神経細胞が網目のように張り巡らされています。腸壁の粘膜下にある「粘膜下（マイスナー）神経叢《しんけいそう》」ではホルモン分泌などを、その外側の「筋層間（アウエルバッハ）神経叢」では腸のぜん動運動をコントロールしています。

腸管神経は、迷走神経（副交感神経）や交感神経を通して脳とつながり、腸と脳とで互いに情報を交換し合っています。ですから一方的に脳から指令が出されるのでなく、腸の状況によって伝達された情報をもとに、脳が判断することもあります。

また腸は自律神経とも密接に関係し合い、副交感神経が優位になると腸の動きが活発になり、交感神経が優位になると腸の動きがおさえられ、鈍くなることになります。

ストレスや緊張で便秘や下痢になるのは、自律神経のバランスがくずれたことが原因です。自律神経をととのえれば腸の動きもよくなり、反対に腸内環境をととのえると自律神経もととのいます。つまり双方向からアプローチすれば、腸も脳も良好なコンディションを保つことができます。

腸管神経のしくみ

腸管は多重構造になっており、それぞれの層に神経細胞が張り巡らされています。

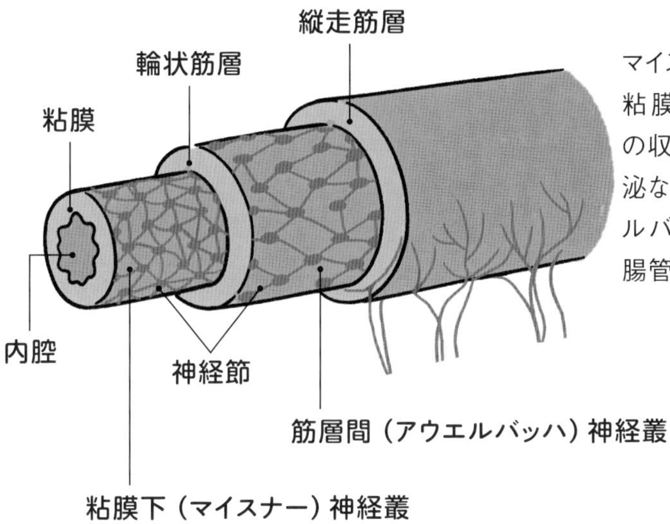

マイスナー神経叢《しんけいそう》は、粘膜の運動や血管の収縮、各粘液の分泌などを司る。アウエルバッハ神経叢は、腸管運動を司る。

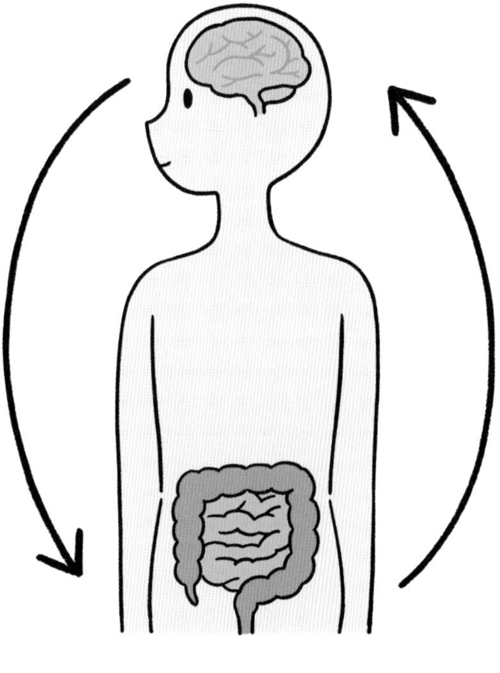

脳と腸が違いに情報をやりとりし、体の各所のはたらきを調整する。

はたらき その3

各臓器へはたらきを促す「スイッチ」役

各臓器との連携プレーが健康を支える

腸からの情報をもとに脳がはたらき、体の各所へ指令を出すことは前に述べましたが、腸は脳だけでなく、ほかの臓器と直接連絡を取り合い、はらたらきを促すこともあります。

たとえば胃から小腸（十二指腸）に消化物が送られてくると、胆のうから胃酸を中和する胆汁が分泌されたり、すい臓から消化酵素を含んだすい液が分泌されたりします。そして小腸で吸収された栄養素は、血液の流れにのって、いったん肝臓に送られます。肝臓で栄養素を貯蔵し、そこから全身へと送られます。つまり腸がはたらき始めると、各臓器がはたらくスイッチが入るようなイメージです。

また、肺の動きが自律神経をととのえるのにつながり腸のぜん動運動を促したり、心臓では腸の状態と連動して心拍数を上げたり血流をコントロールしたりと、腸と各臓器が連携して体の調子をととのえています。

このほかにも、脾臓《ひぞう》では免疫システム、副腎《ふくじん》ではホルモン分泌など、腸の影響を受けて協力し合う臓器もあります。

このようなことから、腸のはたらきが鈍くなると、各臓器へはたらきを促すこともままならなくなり、体に不調をきたすことになります。腸がきちんとはたらけるようにすることこそ、健康を維持するのに役立つのです。

腸と各臓器の連携プレー

腸は各臓器と連絡をとりながら、はたらきを促しています。

脳
腸と情報をやりとりし、体の各所へ指令を出す。

肺
自律神経は呼吸によってととのえることができる。深い呼吸を行って横隔膜を動かすと、腸のぜん動運動を促すことができる。

心臓
心拍数や血流は、自律神経によってコントロールされる。自律神経のはたらきで、腸内の血流も変化する。

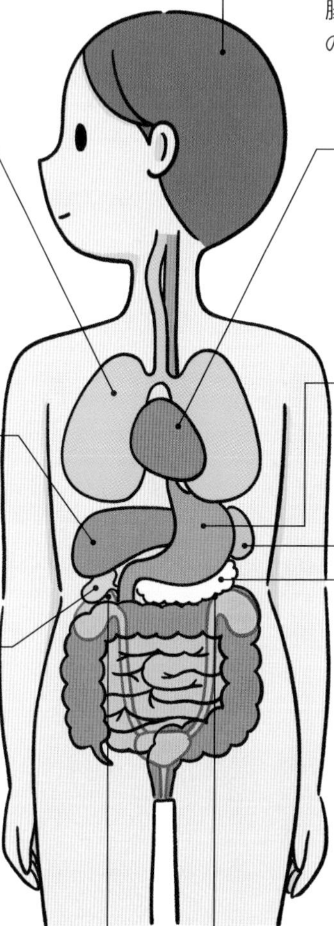

胃
食べ物をドロドロに溶かし、小腸へ送る。

肝臓
小腸で吸収された栄養素を一時的に貯蔵する。

脾臓
腸管の免疫システムからも間接的に指令を受け、体内の免疫システムを管理する。

胆のう
腸内に消化物が入ると、胆汁を分泌して消化を助ける。

すい臓
腸内に消化物が入ると、すい液を分泌し、栄養素を分解する。

副腎
腸内で炎症が起こると、ストレス反応を緩和するホルモン「コルチゾール」が大量に分泌されるが、副腎機能低下を招き、慢性疲労の原因になる。

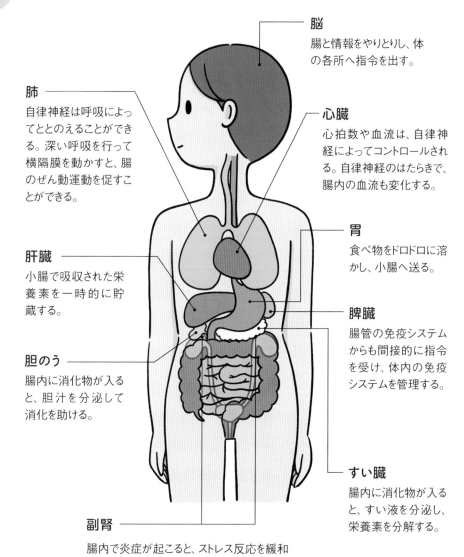

はたらき その4

幸せホルモンをつくり、心を安定させる

「お通じ」がよいと、スッキリ笑顔に！

腸のはたらきが悪いと聞いて、まず思い浮かぶ症状は便秘や下痢ではないでしょうか？

便秘も下痢も腸のはたらきが悪く（過敏に）なって、「お通じ」に問題が生じている点では同じです。

便秘が続けば体の中に老廃物がたまり、下痢が続けば体に必要な栄養がしっかり取り込めなくなります。いずれにせよ顔をくもらせる悩みです。

人は悩むと気分が落ち込みますが、この気分に影響するのがホルモンの分泌です。

わたしたちが幸せを感じると、「セロトニン」という物質（ホルモン）が分泌されます。セロトニンは幸せホルモンとも呼ばれており、その約9割が腸管でつくられます。セロトニンが分泌されると、腸のぜん動運動が活発になったり、自律神経のバランスをととのえて精神が安定したりします。

またセロトニンには、ノルアドレナリンやドーパミンといった興奮物質をおさえる効果もあるため、イライラをおさめる効果もあります。

セロトニンの正常な分泌を促すためには、腸内環境をととのえることが重要で、その結果、便秘予防にも効果が出るという相互関係が成り立ちます（ただし、セロトニンの分泌が多すぎると下痢をすることもあるのでバランスが肝心）。

セロトニンの分泌を正常に保ち、腸の動きを活発にしてお通じの悩みを解消すれば、心も安定し、スッキリ笑顔になれます。

セロトニンが出るしくみ

幸せホルモンの「セロトニン」の分泌と腸のはたらきは、相互関係にあります。

幸せを感じてセロトニンが分泌されると……

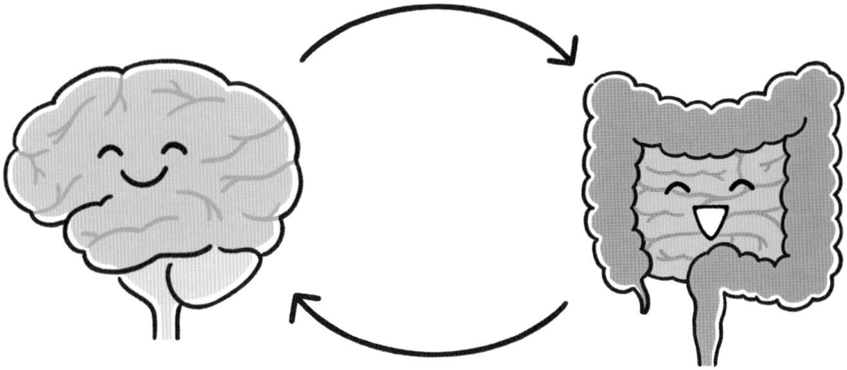

腸のぜん動運動が活発になり、
自律神経もととのい、心も安定し、好循環に。

気分がふさぎ、**セロトニンの分泌が少ない**と……

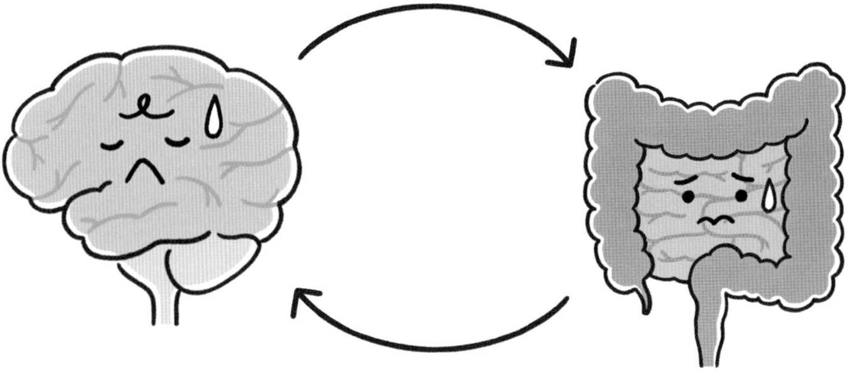

腸のぜん動運動が鈍り、便秘を招きやすくなる。
自律神経も乱れ、ストレスがたまり、悪循環に。

〃ととのえるには、どうする？〃

良好な腸内環境とは

腸内環境をよくするとは、どういうことなのか、ここでしっかりおさえておきましょう。

善玉菌を増やし、腸内環境をととのえる

善玉菌をつねに優位に保つ

「腸内環境をととのえる」には、具体的にどうすればよいか、大切なのは腸内細菌のなかの善玉菌（人体によい影響を及ぼす細菌）を増やすことです。

腸内には約１０００兆個の細菌が存在し、宿主である人間と共生しています。細菌は、わたしたちが食べ物から吸収した栄養をエサにして増え、細菌ごとに人体に影響を及ぼします。

腸内細菌を大きく分けると3つ。人体によい影響を及ぼす「善玉菌」、悪影響を及ぼす「悪玉菌」、腸内の善玉菌と悪玉菌の多いほうに味方をする「日和見《ひよりみ》菌」です。この３つの細菌を2対1対7のバランスにすると、日和見菌が善玉菌の味方になり、腸内環境をよい状態に保つことができます。

善玉菌を増やすには、菌を食べ物から直接摂取するとともに、腸内の善玉菌のエサになる食物（食物繊維）をとり、増えてもらうことです。また、悪玉菌が増えるような野菜不足な食事や不規則な生活を避けることもポイントです。

腸内細菌の理想的なバランス

腸内環境をととのえるには、日和見菌をいかに味方につけるかがカギです。

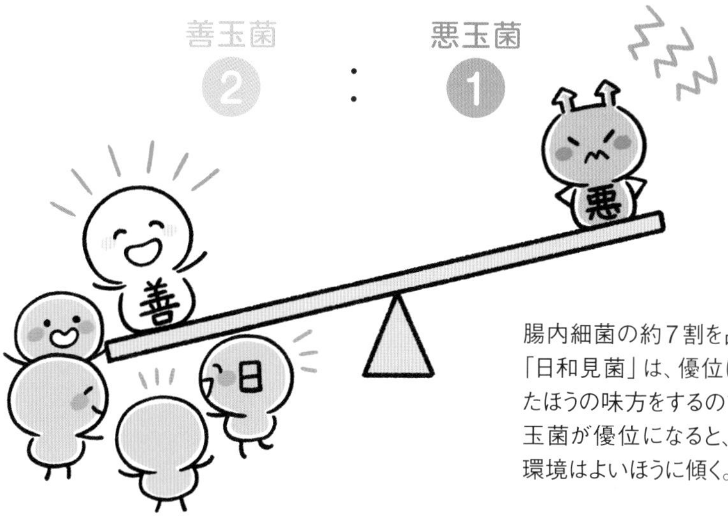

腸内細菌の約７割を占める「日和見菌」は、優位になったほうの味方をするので、善玉菌が優位になると、腸内環境はよいほうに傾く。

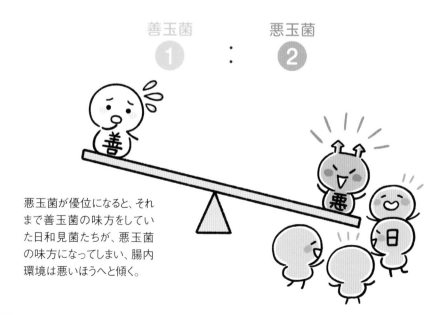

悪玉菌が優位になると、それまで善玉菌の味方をしていた日和見菌たちが、悪玉菌の味方になってしまい、腸内環境は悪いほうへと傾く。

腸活コラム

その1

善玉菌のとり過ぎは逆効果

腸内環境を改善するには、「善玉菌をたくさんとればいい！」と、食事のたびに納豆・ヨーグルト・発酵食品をせっせと食べたり、善玉菌サプリメントを飲んだりした結果、かえっておなかが張ってしまったり、下痢や腹痛に悩まされたりする患者さんがみられます。

もともとおなかの調子が悪くない人ならさほど影響はありませんが、過敏性腸症候群（→P56）やSIBO（→P82）の方にとっては、小腸の中で細菌が増えすぎて、腸のはたらきを妨げることがあるのです。

腸内には300～500種類の異なる細菌が複雑に関わり合って共存しており、人それぞれ細菌のバランスは異なっています。何ごとも過剰にならないようにすることが肝心です。

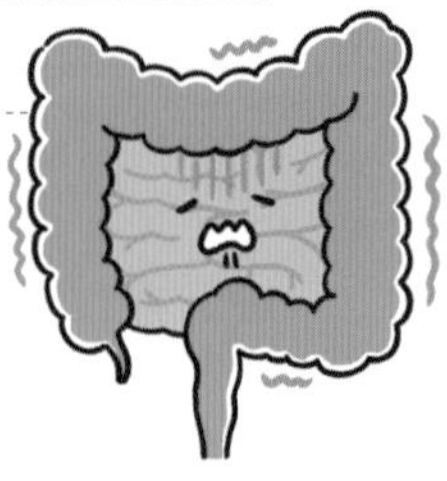

2章

体の不調の原因は、不腸を疑え!

日ごろから気になる体の悩みが、
腸内環境が悪化していることが原因しているかもしれません。
腸内細菌のバランスがくずれると、
体のあちこちに不調をきたします。
思いあたる症状があれば、まずは不腸を疑ってみてください。

〝あなたのその不調〟

腸が原因では？

便秘や下痢のほか、肌あれや肩こり、不眠など体の不調の原因は、腸にあるかもしれません。

〝不腸〟をリセットして、不調を解消！

不腸は放っておくべからず！

腸の調子が悪い（以下「不腸」と略）のが原因で起こる体の不調というと、便秘や下痢を思い浮かべる人が多いでしょう。ですがこれまで述べてきたように、腸は脳やほかの臓器と連携してはたらいているため、不腸が原因で体のあちこちに不具合が出ることがあります。

不腸の最たる原因は、腸内細菌のバランスがくずれることです。悪玉菌が優位になると、腸のはたらきが（免疫細胞のはたらきも）悪くなり、感染症やアレルギーなどを発症しやすくなります。また、腸は自律神経との関わりもあるため、精神的に不安定になることもあります。

今の腸の状態を知るには、次にあげる症状が出ていないかをチェックしましょう。腸内の環境は目でみることができませんが、体に生じた変化から「不腸」を素早く察知することはできます。不腸をすみやかにリセットすれば、体の不調は改善されます。

こんな症状があったら、不腸です！

こんな症状ありませんか？		Yesなら不腸です！
1	便秘（下痢）が 1ヵ月以上続いている	放っておくと腸内環境が悪化し、心と体に不調が生じる。
2	最近やたらとおならが出る	腸内細菌のバランスが悪玉菌優位になっている。便秘や過敏性腸症候群のほか、大腸がんやSIBO（→P82）などの病気に起因することもある。
3	おなかが張る、食欲がない	悪玉菌の増加によりガスが過剰発生している。便秘を併発することが多く、食欲不振などを招く。
4	体重が急に増えた（減った）	腸内細菌のバランスがくずれ、消化・吸収がうまくできていない。体重増加は吸収のしすぎ、体重減少は吸収不良も原因。
5	おなか（腸）がゴロゴロなる	空腹時に音がなるのは問題ないが、食後にも激しくなる場合は、過敏性腸症候群やSIBOなどの病気のこともある。
6	ゲップが増えた、 胸やけがする	悪玉菌増加によりガスが過剰発生し、腸が膨らんで胃に圧力がかかり、胃液などが食道へ逆流することで起こることがある。
7	肌にツヤがなくなった	腸内に増えた悪玉菌の代謝物が肌に悪影響を及ぼす。
8	おなかが痛い	便秘や下痢と併発することが多いが、痛みを感じる位置や痛みの強さによって原因は異なる。痛みが強く、長引く場合は、医師に相談を。

お悩み 1

便秘・下痢

大腸の動きに原因あり！

便秘と下痢は相反する症状のように思われるかもしれませんが、じつは腸のはたらきから考えると原因は同じです。それを説明するために、基本的な排便の流れをおさえておきましょう。

まず、口の中でかみくだかれた食べ物は、だ液とともに胃へ送られ、胃の中で強い酸性の胃液でドロドロにされます。

次に、それらが十二指腸に送られ、胆のうから胆汁、すい臓からすい液が分泌されて、栄養素を吸収できる状態に分解します。このときの消化物を液体量すると、1日で約9ℓにもなります。

その9ℓの液体のうち、小腸で約7ℓ、大腸で約2ℓが栄養吸収されて、大腸で便をつくります。

便秘や下痢が起こるのは、大腸のはたらき〈ぜん動運動の早さ、便からの水分吸収量、腸からの水分分泌量〉のバランスがくずれるのが原因です。

ぜん動運動が活発すぎると便が早く送られ、便から水分を吸収しないうちに、腸の水分分泌が加わって下痢になります。反対に、ぜん動運動が鈍くなると便の滞在時間が長くなり、便からの水分吸収が進み、腸からの水分分泌も鈍るため便秘になるというシステムです。

大腸のぜん動運動を狂わせる原因としては、暴飲暴食・ストレス・冷え・加齢・感染症など、さまざまな原因があげられます。無意識に行っている生活習慣が原因になっているかもしれません。

便秘(下痢)が起こるシステム

便秘や下痢が起こるのは、大腸のぜん動運動が関わっています。

便秘の場合

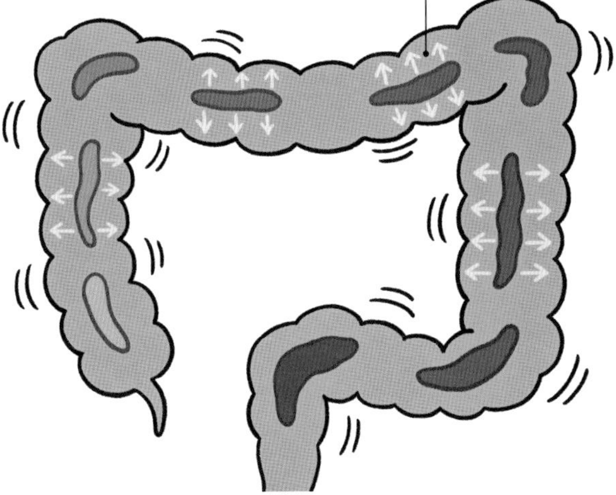

便から水分がなくなっていく。

ぜん動運動が鈍く、便がなかなか進まず大腸内で停滞すると、便から水分がどんどん吸収されて硬くなり、腸からの水分分泌も鈍くなるため便秘になる。

下痢の場合

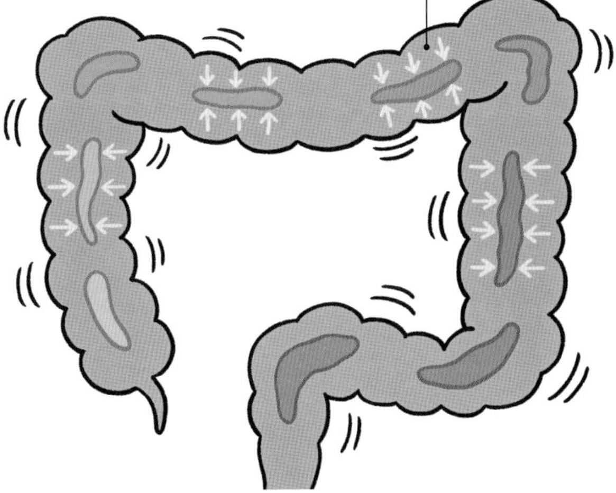

腸から水分が分泌されてしまう。

ぜん動運動が活発すぎると、便から水分を吸収しないうちにどんどん送られ、そこへ腸からの水分分泌も加わって下痢になる。

お悩み 1

便秘・下痢

便を見れば、不腸がわかる！

不腸をいち早く察知するには、便を見ることが大切です。腸内環境が悪化すると、便の形と色に影響が出ます。

便の形からわかることは、大腸のはたらきです。便が硬く（水分量が少なく）コロコロとしていれば、大腸のぜん動運動が鈍くなっており、便から水分が吸収されすぎていることがわかります。反対にシャバシャバと水分の多い状態なら、ぜん動運動が早すぎて、便から水分が吸収されていないことがわかります。

便の色からわかることは、腸内細菌のバランスや、腸の消化・吸収機能のはたらきです。理想的な便の色は、やや黄色っぽい茶色。この黄色を出しているのは、消化液を構成している「胆汁酸」です。消化物が腸内を通過するのに時間がかかると、水分が吸収されすぎて胆汁酸の濃度が高まり、便の色が黒っぽくなります。反対に、腸内を早く通過してしまうと、水分吸収がされずに黄色が薄まったような色になります。

このほか、大腸に出血があると赤い色の便に、胃や十二指腸に出血があると黒いタールのような色の便になります。また、十二指腸やすい臓、胆管にがんができると、胆汁が出なくなり（消化物に届かなくなり）白っぽい便になります。

このように便の形や色から、腸の状態を知ることができます。便を見て不腸のサインが出ていたら、食事や生活を改善して、腸内環境がととのうように心がけましょう。

便の形・色からわかる腸の状態

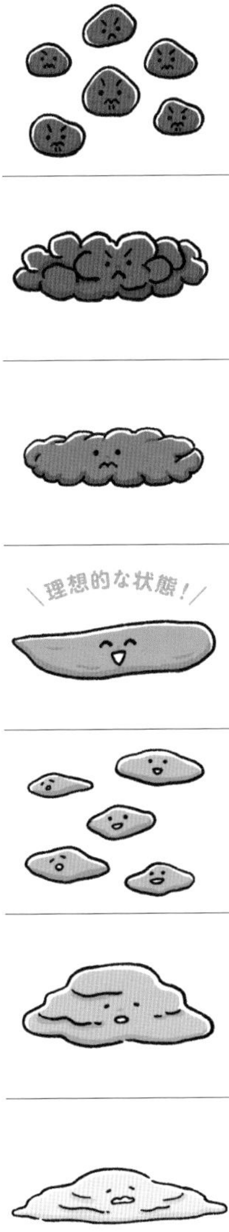

便の形	便の色	便の水分量	腸の状態（大腸のぜん動運動）
小さくてコロコロ	黒	少なすぎる	鈍くて遅すぎる（約100時間）
硬くて丸っこい			
やや硬くてひび割れがある			
なめらかで、バナナのよう			
やわらかくて、細切れ			
ドロドロして形がない			
ビシャビシャで、水のよう	黄色	多すぎる	過敏で早すぎる（約10時間）

お悩み2 やせない

食事制限する前に、不腸をリセット！

食事制限をしているのに、なかなかやせなかったり、やせたと思ったらすぐにリバウンドしてしまったりする人は、まずは腸内環境をととのえることから始めてみましょう。

腸内環境が悪いと、体に必要な栄養がうまく吸収されずに栄養不足になります。それなのに食事制限で食べる量も減らしてしまうと、ますます栄養が足らない状態に陥ります。すると、体の脂肪を燃焼させてエネルギーに変換するために必要な栄養も足らないため、やせにくい体になってしまうのです。

つまり、やせるために食事制限を行おうと思ったら、腸内細菌を善玉菌優位にととのえて、食べ物をきちんと消化・吸収でき、必要のない老廃物をしっかり排出できる体にすることが重要です。

こう説明すると、老廃物を排出することだけに注目してしまう人もいますが、腸が栄養をきちんと吸収できる状態でなければ、やせにくい体は改善されません。

腸内細菌のバランスを悪玉菌優位から善玉菌優位にするには、2〜3日の食事内容を改善するぐらいでは結果は出ませんが、腸のメカニズムを知って腸内環境をととのえる生活を心がければ、おのずと便に効果が表れてきます（→P43）。お通じのよい体づくりこそ、やせやすい体に改善する近道なのです。

日本人の腸の特徴

日本人の腸は、以下のような独特な特徴があります。

① 炭水化物&アミノ酸の代謝機能が高い

日本人は炭水化物とアミノ酸を代謝する能力が高く、効率よくエネルギーに変換でき、疲労回復力に優れている。

② ビフィズス菌が多く、古細菌が少ない

日本人の腸内には、善玉菌であるビフィズス菌が多い。また、アーキアと呼ばれる古細菌が少なく、メタンの生成が少ないため、腸内環境がととのいやすい。

③ 水素を酢酸生成に消費することが多い

炭水化物の代謝によってつくられる水素は、日本人はメタンの生成に使われず、酢酸の生成に使われることが多い。メタンの生成が少ないため、腸内環境が悪化しにくい。

④ 海藻類を分解する酵素が多い

日本人の90%が海藻類を分解する酵素の遺伝子を持っており、他国に比べると圧倒的に優れている（他国の調査結果では高くても15%どまり）。

「デブ菌」は日本人には関係なし！

腸内細菌のなかには俗に「デブ菌」などとマスコミで呼ばれる細菌グループ（ファーミキューテス門）があり、その割合が多いと太りやすいという研究報告がありました。しかし、追試の結果、日本人の肥満とはまったく関係がないことが、日本人を対象とした大規模な腸内細菌研究で明らかになりました〈＊1〉。（アメリカ人でも関係ないとするデータもあります〈＊2〉）。

むしろ日本人の場合、健康長寿の人に「デブ菌」が多いことが明らかになっており、免疫力を高める善玉菌と考えられています。

このように日本人の腸内細菌は、世界と比較しても独特なので、一過性の食事制限ではなく、腸を元気にキープするほうが、健康にも美容にも効果的なのです。

＊1 Takagi T, et al. "Differences in gut microbiota associated with age, sex, and stool consistency in healthy Japanese subjects." Journal of gastroenterology 54.1 (2019): 53-63.

＊2 Peters BA, et al. "A taxonomic signature of obesity in a large study of American adults." Scientific reports 8.1 (2018): 1-13.

お悩み 3

肌あれ・むくみ・冷え性

悪玉菌が、肌に有害な物質をつくる

健康な肌をつくるには、栄養素をしっかり吸収し、ホルモン分泌が正常に行わなければなりません。その両方に関わる腸のはたらきが悪くなれば、肌のトラブルも増えます。肌にツヤがない、吹き出物が出る、顔がむくむなどの悩みがある場合は、腸内細菌のバランスがくずれ、悪玉菌が優位になっていることを疑いましょう。

腸内に悪玉菌が増えると、たんぱく質をエサに「フェノール類」という有害物質を生成します。そのフェノール類が増えると、腸から血流にのって肌に到達し、そこに蓄積すると表皮細胞に悪影響を及ぼし、肌あれを引き起こします。また、悪玉菌が増えると、腸の水分分泌のバランスもくずれ、肌の老化やむくみが起こりやすくなります。

さらに、コラーゲンをつくり肌に潤いを与えるはたらきをする女性ホルモン「エストロゲン」も減少します。

エストロゲン不足を補うには、食べ物から大豆イソフラボンを摂取して、腸内細菌に「エクオール」という物質をつくらせ、それをエストロゲンの代わりに機能させることができるのですが、現在の日本人の約43％は、このエクオールという物質をつくる細菌を持っていません。つまり大豆イソフラボンをとっても、エストロゲン不足が補えないのです。つまり肌あれを解消するには、生きた善玉菌を増やすことがポイントになります。

悪玉菌と肌あれの関係

腸内に悪玉菌が増えると、肌あれの症状が出やすくなります。

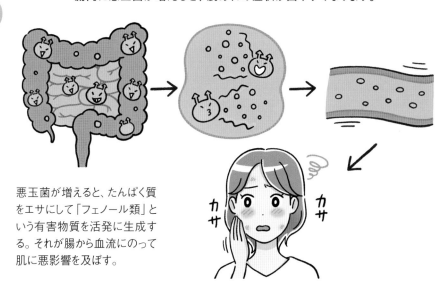

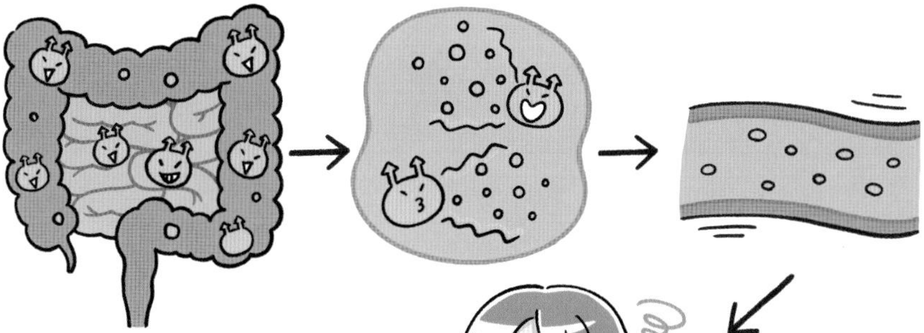

悪玉菌が増えると、たんぱく質をエサにして「フェノール類」という有害物質を活発に生成する。それが腸から血流にのって肌に悪影響を及ぼす。

善玉菌を食べて増やす

口から食べて腸にたどりつく善玉菌のことを「プロバイオティクス」といいます。その代表的なものがビフィズス菌や乳酸菌です。

善玉菌が含まれている食品というとヨーグルトがありますが、どのヨーグルトにも「プロバイオティクス」が含まれているとは限りません。腸内環境を改善するためには、生きたまま腸にたどりつく善玉菌が含まれているものを選びましょう。

ただし、慢性的に便秘という人は、ビフィズス菌には注意が必要です。ビフィズス菌は善玉菌の代表格ですが、便の水分を吸収し、硬くする作用があります。また、ビフィズス菌をとると幸せホルモンのセロトニン（→P32）が減り、腸のぜん動運動が低下するので、便秘ぎみの人は、とり過ぎないようにしましょう。

お悩み4 おなら（ガス）

悪玉菌が増殖、悪臭ガス発生！

腸内細菌のバランスを改善しないまま、悪玉菌が増殖すると、腸内にスカトールなどのガス（おなら臭のもと）が増加します。

　また、腸内でガスが増加すると腸が膨張してポッコリおなかになったり、胃腸の内圧が上がり、食べ物と一緒に飲み込んだ空気が逆流してゲップが出たり、便秘を併発しておならが出やすくなったりします。

　悪玉菌を増やさないためには、悪玉菌が喜ぶエサや環境を与えないことです。

　悪玉菌は肉類に含まれるたんぱく質やアミノ酸をエサにするので、肉中心の食事を避け、野菜をしっかりとることがポイントです。

　次に、アルコールやたばこも悪玉菌を増やし、腸のはたらきを低下する原因になります。

　さらに、ストレス過剰や睡眠不足で交感神経が優位になり、腸がはたらきにくい環境になることも避けたいことです。

　悪玉菌が優位な状態を放っておくと、認知症やパーキンソン病などの原因となる毒素が生成されたり、発がん性物質につながる有害な物質を生み出す細菌が増えたりする恐れもあります。

　腸内細菌のバランスは、年齢を重ねるとともに善玉菌が減り悪玉菌が優位になる傾向があるので、外見の老化以上に、腸の老化に敏感に気を配りましょう。

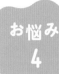

加齢とともに増殖する悪玉菌

以下のグラフは、加齢とともに変化する腸内細菌の様子を示したものです。

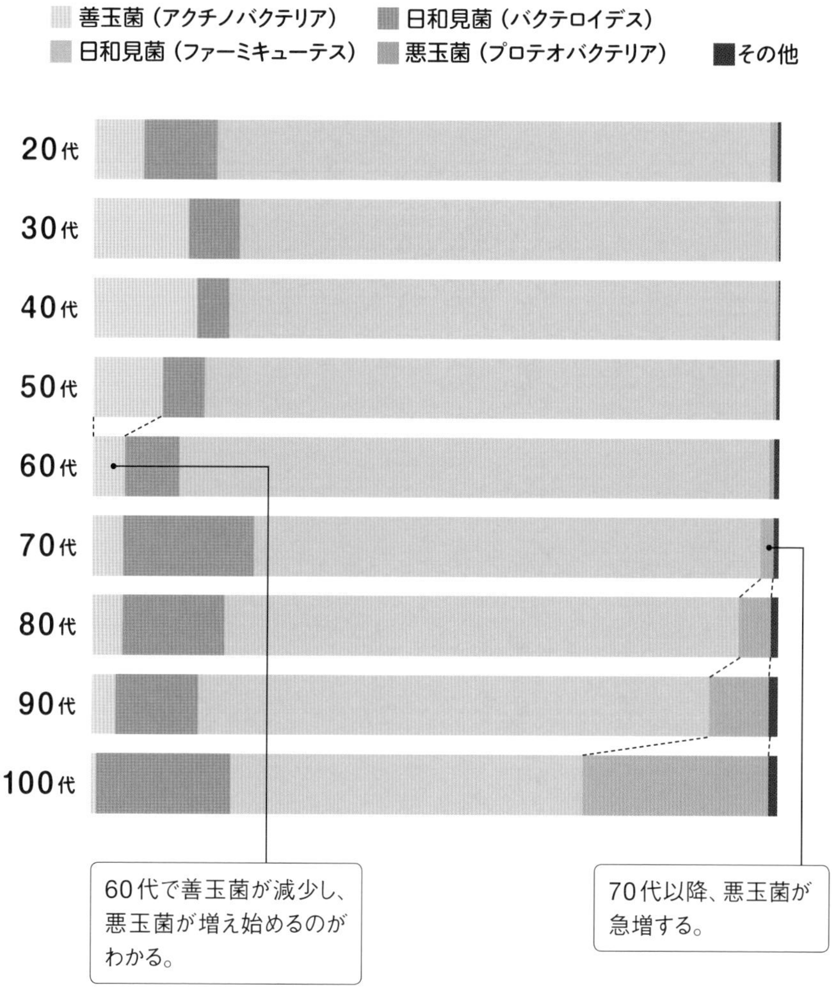
善玉菌(アクチノバクテリア)
日和見菌(バクテロイデス)
日和見菌(ファーミキューテス)
悪玉菌(プロテオバクテリア)
その他
20代
30代
40代
50代
60代
70代
80代
90代
100代
60代で善玉菌が減少し、悪玉菌が増え始めるのがわかる。
70代以降、悪玉菌が急増する。

日本人の長寿者には、悪玉菌(プロテオバクテリア)が少ないことがわかっています。プロテオバクテリア門の細菌の代表は、大腸菌、ピロリ菌、サルモネラ菌などです。

出典:Odamaki T, et al.BMC Microbiol.2016

お悩み 5

肩こり・腰痛

腸神経系が関係して痛みを生じる

肩こりや腰痛などの体の痛みは、不腸とは関係がなさそうに思われるかもしれませんが、じつは腸管神経のはたらきが影響を及ぼしています。

腸は脳やほかの臓器と連携しているため、腸のはたらきが鈍くなると、ほかの臓器のはたらきにも影響が出てきます。

腸は脳と相互に連絡を取り合う関係で、自律神経とも関わっています。そのため不腸になると交感神経が優位になり、体がリラックスしにくくなり、緊張が続くような状態になります。

また、腸内の水分バランスがくずれると血行不良になったり、腸内環境が悪化しておなかが張ると姿勢が乱れたりして、肩や腰周辺の筋肉が緊張し、痛みを生じることもあります。このように不腸はほかの臓器のはたらきにも影響を及ぼすので、疲労感の高まりを招きます。

このような痛みを緩和するには、交感神経が優位になるような（ストレスがかかる）生活を改め、腸内環境をととのえることが重要です。腸が活発にはたらけば副交感神経が優位になり、幸せホルモンのセロトニンも分泌されます。

さらに、適度な運動を行って筋肉をほぐすのも効果的です。運動不足が続くと、腸管のはたらきも鈍くなります。腸に刺激が加わるような運動や、姿勢をよくする運動を習慣的に行って、腸のはたらきをサポートするのもよいでしょう。

不腸が先か、ストレスが先か…

不腸と自律神経は密接に関わり、筋肉の緊張にも影響を及ぼします。

不腸先行型　不腸（腸内環境の悪化により）、自律神経が乱れる。

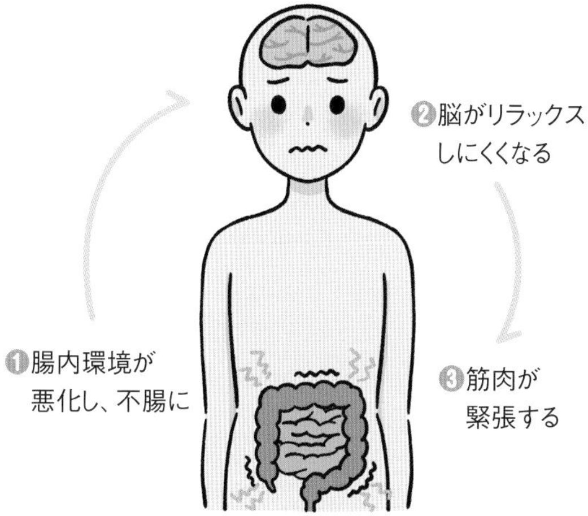
❶腸内環境が悪化し、不腸に
❷脳がリラックスしにくくなる
❸筋肉が緊張する

腸内環境が悪化し、腸のはたらきが鈍くなる

▼

腸神経系を通じて、脳やほかの臓器に連絡

▼

交感神経が優位になる

▼

体がリラックスしにくくなる

▼

筋肉が緊張し、こりや痛みを生じる

ストレス先行型　ストレスがかかることにより、腸のはたらきが悪くなる。

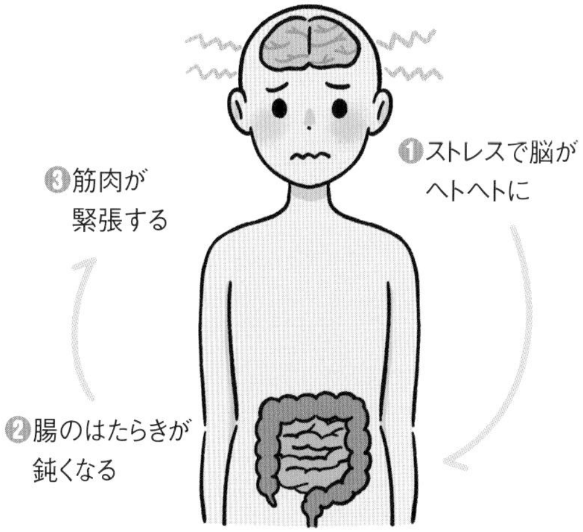
❶ストレスで脳がヘトヘトに
❷腸のはたらきが鈍くなる
❸筋肉が緊張する

ストレスがかかる

▼

交感神経が優位になる

▼

腸のはたらきが鈍くなる

▼

腸神経系を通じて、脳やほかの臓器に連絡

▼

さらに交感神経が優位に

▼

筋肉が緊張し、こりや痛みを生じる

お悩み6 不眠・イライラ

セロトニンが影響、気分が不安定に

不腸は自律神経のバランスをくずすだけでなく、セロトニンの分泌も鈍くするため、ドーパミンやノルアドレナリンという興奮物質が増え、不眠やイライラなどの症状が出てきます。

セロトニンは興奮物質をおさえるはたらきのあるホルモンで、この分泌が少なくなると興奮状態が続き、反対に過剰になるとやる気が生じにくくなり、無気力やうつになりやすくなります。

このようにセロトニンは興奮と鎮静のバランスをとるのに欠かせないホルモンのため、気分の不安定で悩む人は、腸内環境をととのえてセロトニンの分泌を正常にすることが改善策になります。

自律神経が乱れると、悪玉菌増加

正常な腸は、空腹時に腸管を大きく収縮させて、腸内の清掃を行っています。この収縮運動は「伝播性消化管収縮運動（ＭＭＣ）」といい、殺菌性のある消化液で消化物や悪玉菌を処理しています。

ところが、自律神経が乱れて交感神経が優位にはたらくと、腸の動きがおさえられ、このシステムが正常にはたらかなくなり、腸内の悪玉菌の割合が増えてしまいます。

自律神経と腸のはたらきは相互に関連し合っています。悪玉菌が増えないように腸内環境をととのえて、腸がきちんとはたらくようにすると、心も安定しやすくなります。

腸の運動をコントロールする自律神経

自律神経と腸のはたらきは、次のように関係し合っています。

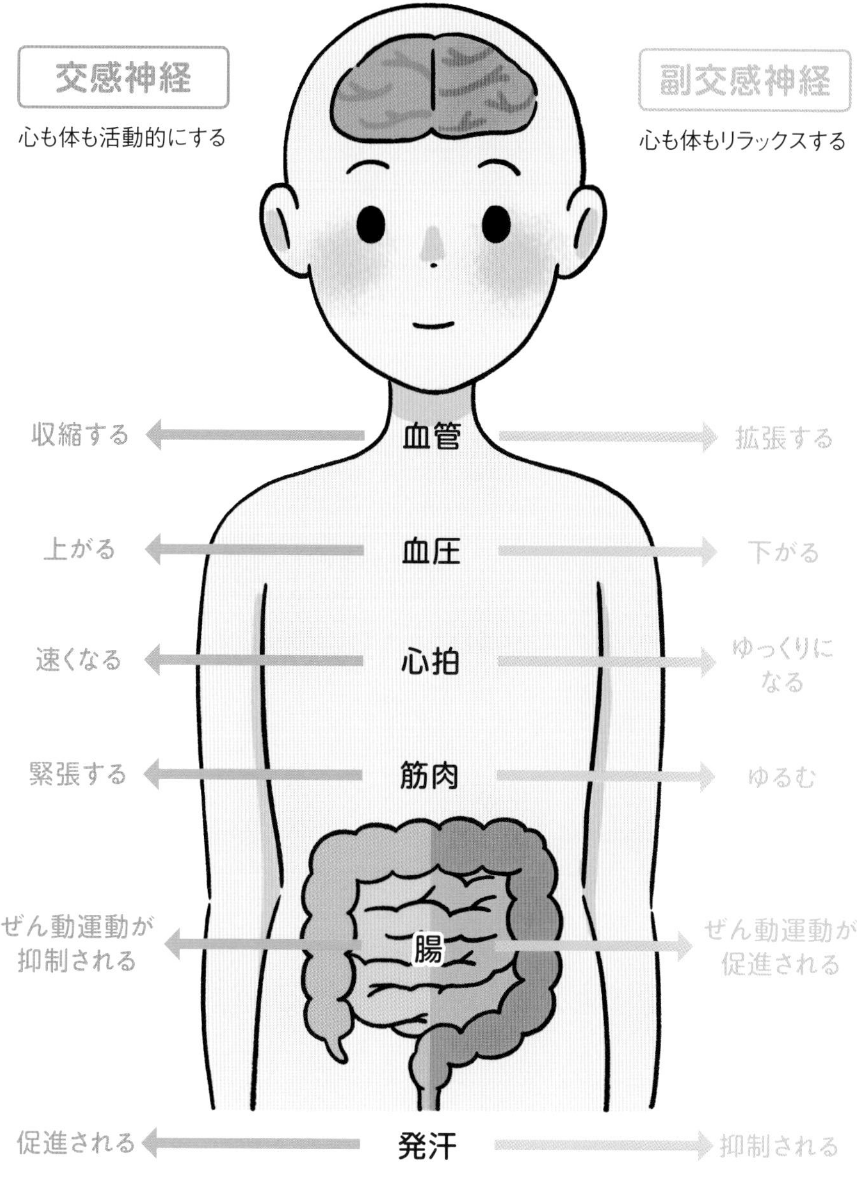
交感神経
心も体も活動的にする
副交感神経
心も体もリラックスする
収縮する
血管
拡張する
上がる
血圧
下がる
速くなる
心拍
ゆっくりになる
緊張する
筋肉
ゆるむ
ぜん動運動が抑制される
腸
ぜん動運動が促進される
促進される
発汗
抑制される

お悩み 7

アレルギー・感染症

不腸で免疫系の機能が低下

花粉症などのアレルギーや感染症などは、免疫系の機能に異常が生じ、発症する病気です。免疫細胞の約7割が腸にあることから、不腸の状態が続くと免疫機能が低下します。

免疫機能低下とともに、もう一つ気をつけなければならないのは「リーキガット症候群」です。腸内環境が悪化するとガスがたまりやすくなり、腸管の伸び縮みにかかる負荷が大きくなります。すると腸粘膜の細胞が壊れやすくなり、細胞と細胞の間にすき間ができてしまいます。この症状が「リーキガット症候群」です。

正常な腸粘膜なら、病原菌やアレルゲン、有害物質が血管内に入らないようにブロックしてくれますが、腸粘膜にすき間が空いてしまうと、それらが血液中に入り込み、免疫機能が低下してしまいます。

こうした症状を改善するには、腸の老化を予防する抗酸化作用のある食品をとるのがおすすめです。ビタミンC、E、β-カロテンを豊富に含む緑黄色野菜や、オメガ3系の油を含む青魚や油（アマニ油やえごま油）をとると効果的です。

それとは反対に、精製された砂糖や小麦、アルコール、オメガ6系の油（キャノーラ油、コーン油）を含む加工品のとり過ぎは、老化を早めるので注意しましょう。

病原菌やアレルゲンを撃退する腸粘膜

病原菌やアレルゲンが血管内に入らないように、腸粘膜がブロックしています。

正常な腸粘膜

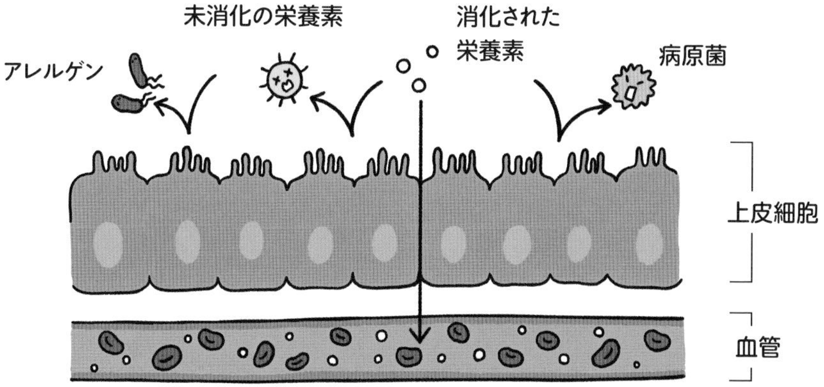

腸粘膜が正常な場合は、消化された栄養素だけが血管内に取り込まれ、それ以外の未消化の栄養素や、病原菌やアレルゲンといった有害物質をブロックする。

リーキガット症候群の腸粘膜

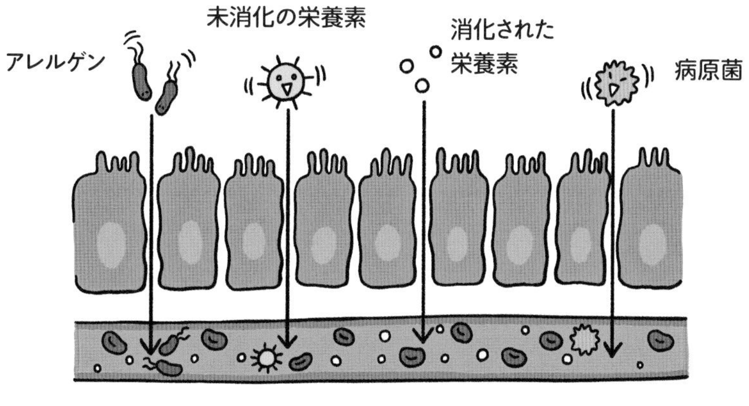

腸内環境が悪化すると、腸粘膜にすき間ができてしまい、病原菌やアレルゲンなどの有害物質が血管内へと漏れ出し、免疫力が低下する。

お悩み 8 過敏性腸症候群

セロトニン過剰が原因の一つ

過敏性腸症候群とは、おなかの痛みや不調が続き、便秘や下痢を（または両方を交互に）くり返す症状の病気です。

じつは、おなかの不調で消化器科にかかる人の約3分の1が過敏性腸症候群だといわれているほど、近年増加しています。精密検査を受けても異常がないため、「気の持ちよう」といわれてしまうこともあるほどで、はっきりとした原因は未だわかっていません。

ストレスに影響を受けやすい10～30代の若者に多く、都会に住んでいる人に多い傾向があるため、ストレスやＰＭ２・５などの環境汚染物質も要因の一つといわれています。また、腸管神経系と関わりがあり、セロトニンの分泌過剰が腸のぜん動運動に異常を発生させ、便秘や下痢を招くとも考えられています。

過敏性腸症候群は、日常生活を送るうえで足かせになるだけでなく、うつや自律神経失調症などの精神疾患をはじめ、不眠・倦怠感・頭痛・肌あれ・肥満など、さまざまな症状を引き起こすおそれがあります。

また、大腸がんなどでも似た症状が起こることがあるため、腸内環境をととのえてもなかなか症状が改善されない場合は、消化器科の医師の診断を受けることをおすすめします。

こんな症状なら、過敏性腸症候群かも

次にあげる症状に思いあたる人は、過敏性腸症候群かもしれません。
疑わしい場合は医師の診断を受けましょう。

- ☑ 1か月に2回以上、おなかの痛みや不快を感じる。
- ☑ おなかの痛みや不快な症状が出ると、便の回数が変わる（増えたり、減ったりする）。
- ☑ 排便をすると、痛みや不快などの症状がやわらぐ。

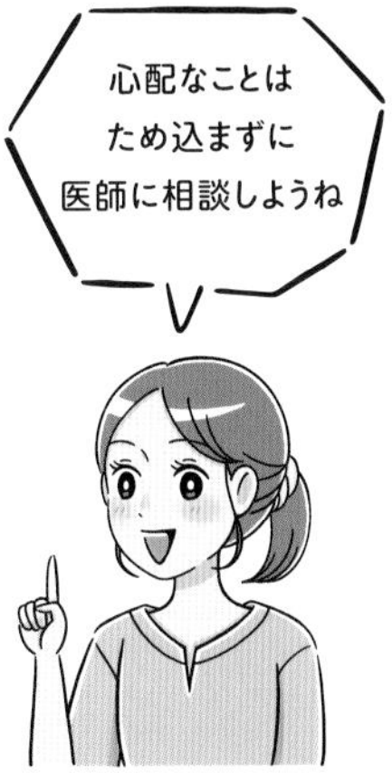
心配なことは
ため込まずに
医師に相談しようね

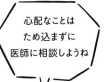

大きく分けると次の3つに分類される。

便秘型	3日以上便が出ないことが多い。便は水分が少なくて硬く、コロコロとした便や短い便が特徴。頭痛や吐き気などの症状が出ることが多いが、排便すると症状がやわらぐ。
下痢型	突然便意をもよおし、下腹部に収縮性の強い痛みを生じる。便は水分が多く、ドロドロとした便や水のような便になる。動悸や冷や汗などの症状が出るが、排便すると落ちつく。
混合型	便秘が続いたあとに下痢になり、下痢がおさまると便秘になるのをくり返す。ストレスによる影響を受けやすい若い人に多い。

お悩み 9

生理痛

不腸による女性ホルモンの減少

生理痛は、子宮が収縮し、内膜をはがして血液とともに体の外に押し出すときに、その収縮が過剰になっておこる痛みです。生理痛がひどくなる原因の一つに、女性ホルモンのバランスのくずれがあります。

腸内環境の悪化で、女性ホルモンの「エストロゲン」の分泌が減少することは肌あれの原因としても述べましたが（↓P46）、このエストロゲンの減少が、生理痛をひどくする原因の一つと考えられています。腸内細菌のバランスをととのえることで、エストロゲンの分泌量を正常にもどすと、痛みの緩和が期待できます。

生理と便秘、下痢の関係

生理前に便秘になるという人が多いようですが、それは排卵から生理前にかけて分泌される黄体ホルモンが、子宮の収縮をおさえるはたらきがあるため、そのはたらきが腸にまで及び、腸の動きが鈍くなるためです。

反対に、生理中に下痢になりやすいというのは、子宮の内膜がはがすために、子宮の収縮を促す物質が、腸にもはたらきかけてしまい、腸の動きが活発になりすぎてしまうせいです。

これらは自然な症状ではありますが、あまりにひどい場合（便秘が何日も続く、下痢がおさまらないなど）は、婦人科に相談しましょう。

女性ホルモンとがん細胞の関係

不腸によって女性ホルモンのバランスがくずれると、がんのリスクが高まります。

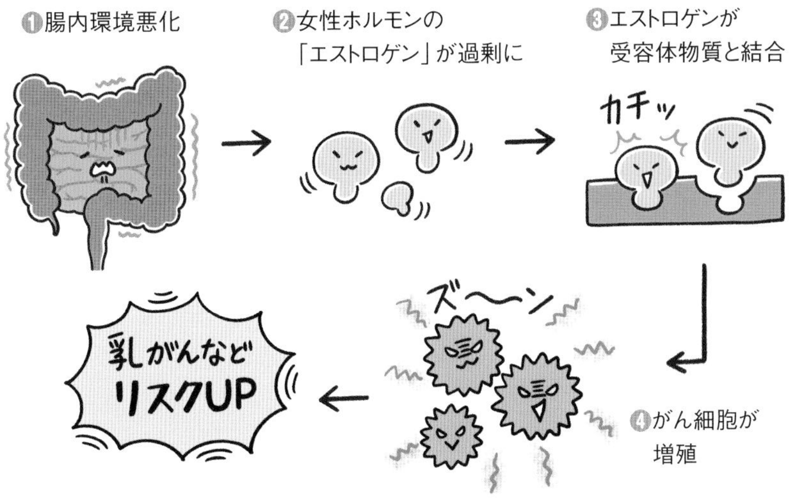
❶腸内環境悪化
❷女性ホルモンの「エストロゲン」が過剰に
❸エストロゲンが受容体物質と結合
カチッ
❹がん細胞が増殖
ズ〜ン
乳がんなどリスクUP

エストロゲン過剰にも気をつけて

乳がんや子宮頸がんなどの婦人科系の病気は、エストロゲンの過剰が影響するといわれています。エストロゲンが受容体物質と結合すると、がん細胞を増殖させることがわかっています。

腸内には、エストロゲンを代謝・分解する細菌が存在しており、その細菌がホルモンのバランスをコントロールしています。腸内環境の悪化でその細菌が激減してしまうと、エストロゲンが過剰になり、発がんのリスクが高まってしまいます。

女性ホルモンのバランスがくずれやすい30〜40代には、とくに腸内環境をととのえるように意識することをおすすめします。

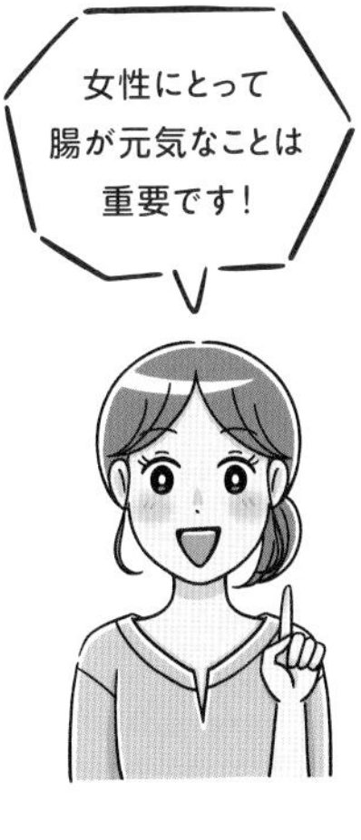
女性にとって
腸が元気なことは
重要です！

腸活コラム

その2

不腸は万病のもと

日ごろから下痢や便秘、おなかの張りが気になりながらも、病院に行くほどではないと思っている人も多いのではないでしょうか。ですが次のような症状がある場合は、要注意です。

まずは「血便」。痔の場合もありますが、大腸がんを併発しているケースもあるので、血便が出たらすぐに医療機関で受診してください。

次に慢性的な便秘で、便が出ても「残便感」があるときです。直腸がんのおそれもあるので必ず検査を受けましょう。

下痢や腹痛の場合も、1ヵ月継続するなら病院で調べてもらいましょう。不腸はほうっておくのは禁物。深刻な状況になる前に早めの受診をおすすめします。

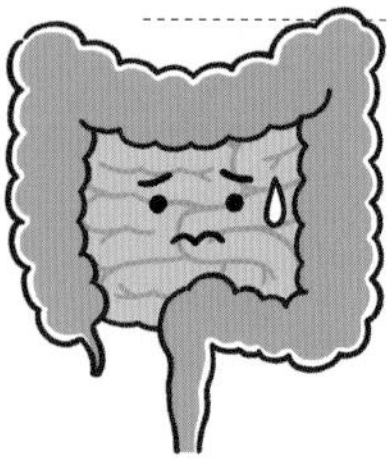

3章

腸によい栄養って、どんなもの？

腸によい食品として一般的には、発酵食品や、水溶性食物繊維、
オリゴ糖、オメガ3系脂肪酸を含む食品があげられます。
ですがなかには、それらが逆効果になる場合も。
自分の腸にとって有効な食品を見つけて、
腸内環境をととのえましょう。

不腸を招く原因とサヨナラ！

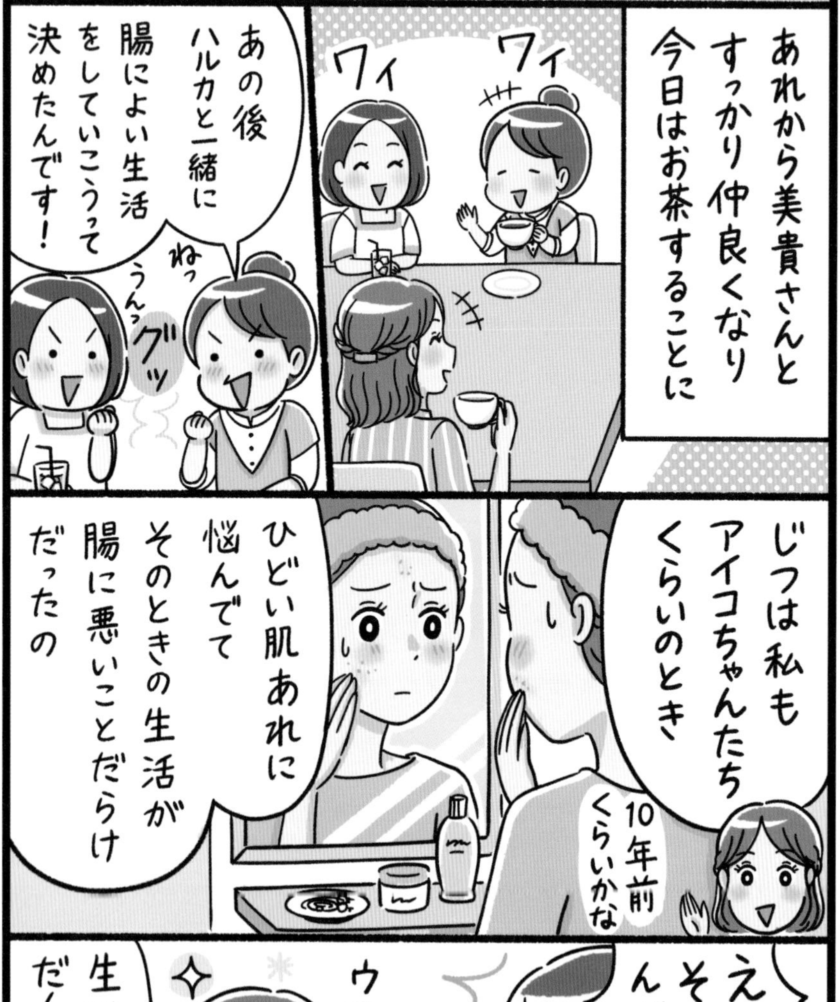
あれから美貴さんと
すっかり仲良くなり
今日はお茶することに
ワイ
ワイ
あの後
ハルカと一緒に
腸によい生活
をしていこうって
決めたんです！
ねっ
うんっ
グッ
じつは私も
アイコちゃんたち
くらいのとき
10年前
くらいかな
ひどい肌あれに
悩んでて
そのときの生活が
腸に悪いことだらけ
だったの
えぇっ
そうだった
んですね
今は
お肌プルプルッ
ウフフ
生活変えたら
だんだんよくなったよ

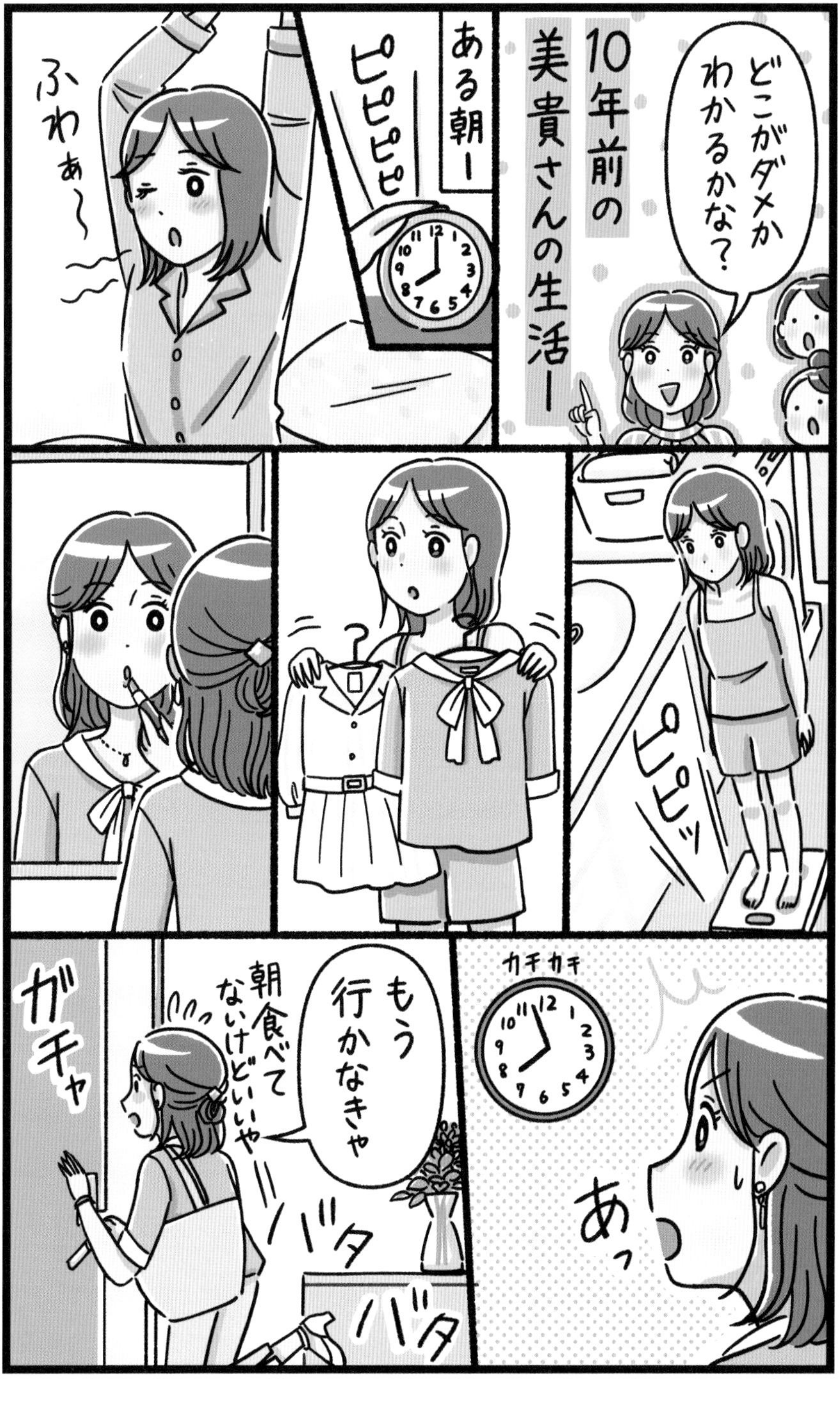
どこがダメかわかるかな？
10年前の美貴さんの生活ー
ある朝ー
ピピピピ
ふわぁ〜
ピピッ
カチカチ
あっ
もう行かなきゃ
朝食べてないけどいいや
ガチャ
バタ
バタ

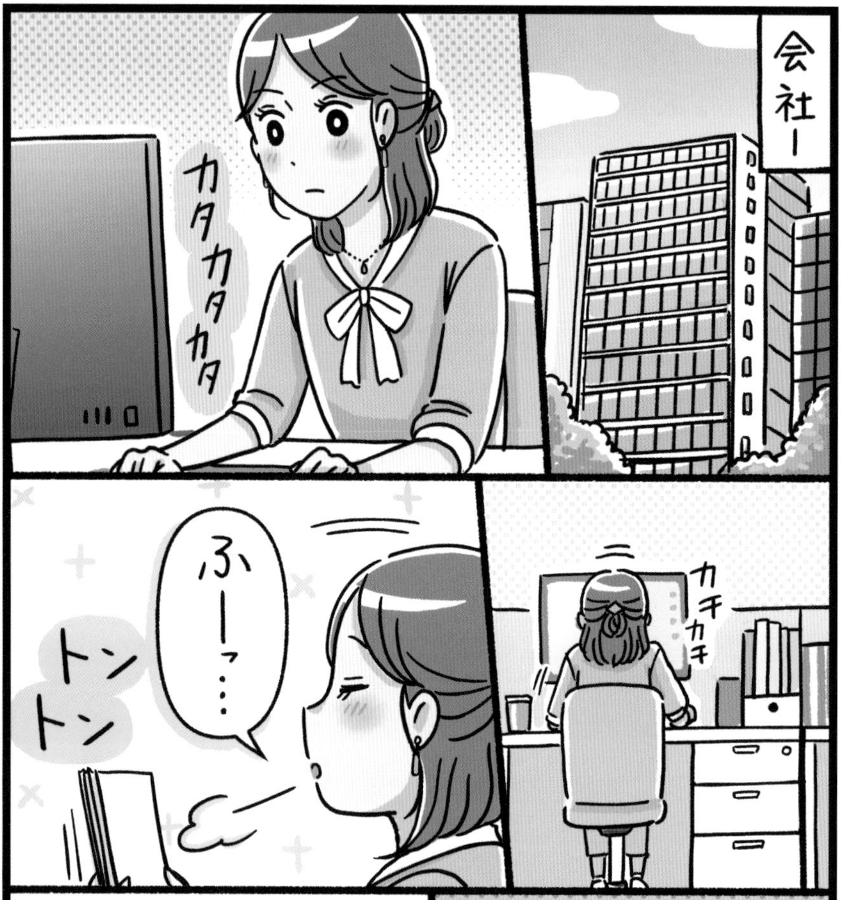

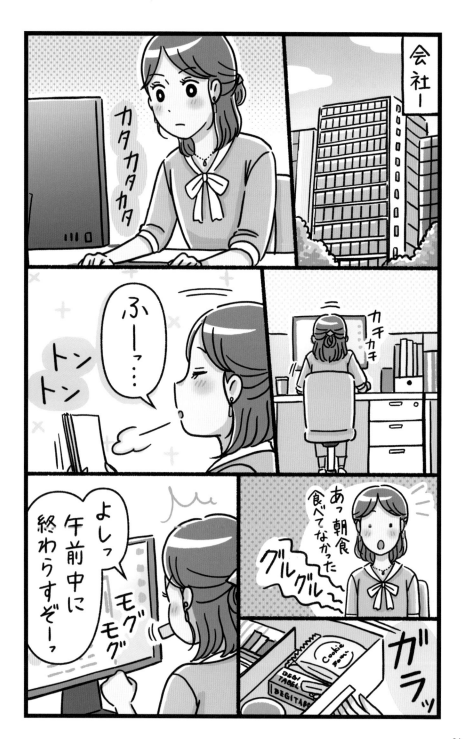

会社ー
カタカタカタ
カチカチ
ふーーっ…
トントン
あっ朝食食べてなかった
グルグル〜
ガラッ
よしっ午前中に終わらすぞーっ
モグモグ

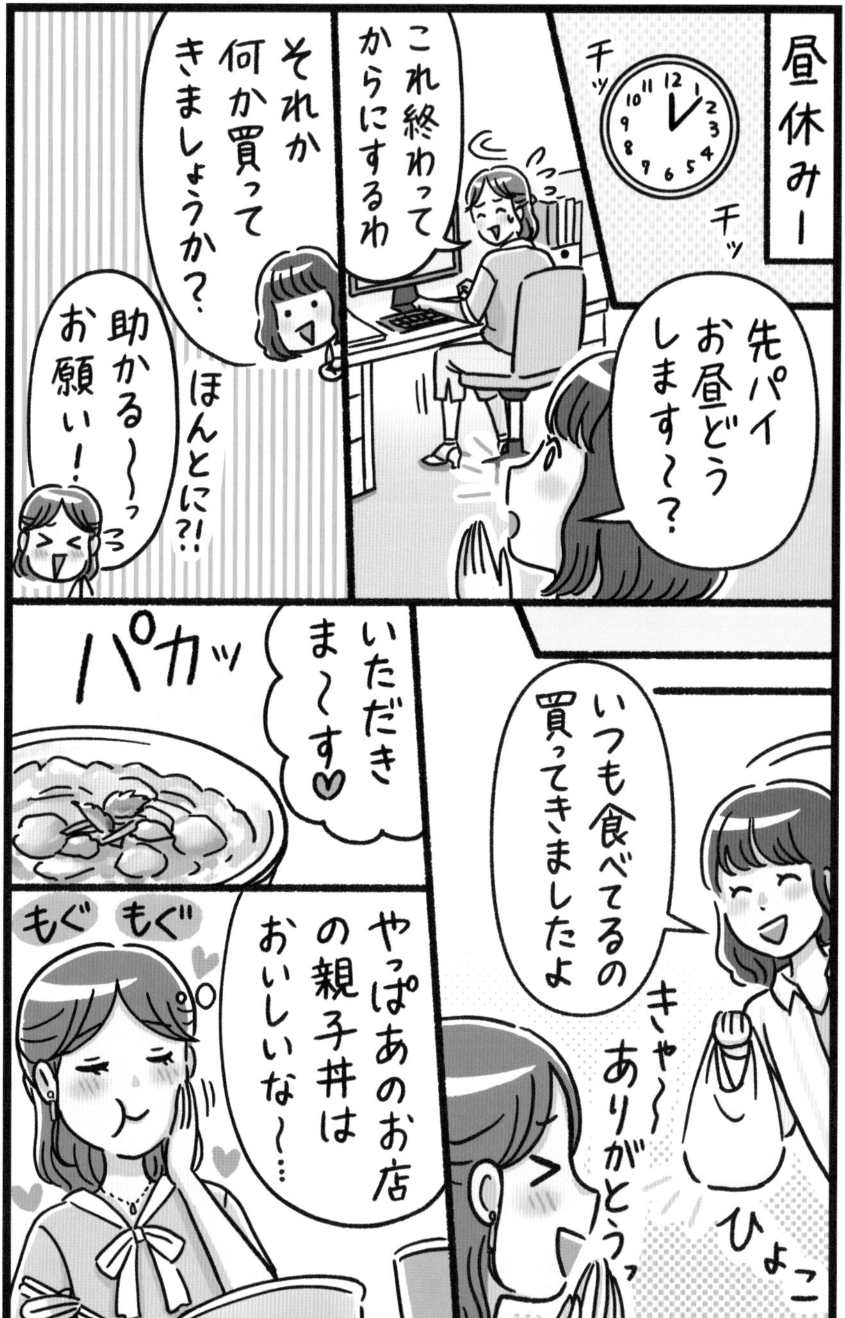
昼休みー
チッ
チッ
先パイお昼どうします〜？
これ終わってからにするわ
それか何か買ってきましょうか？
ほんとに?!
助かる〜〜っお願い！
いつも食べてるの買ってきましたよ
ひょこ
きゃ〜ありがとうっ
パカッ
いただきま〜す♥
もぐ もぐ
やっぱあのお店の親子丼はおいしいな〜…

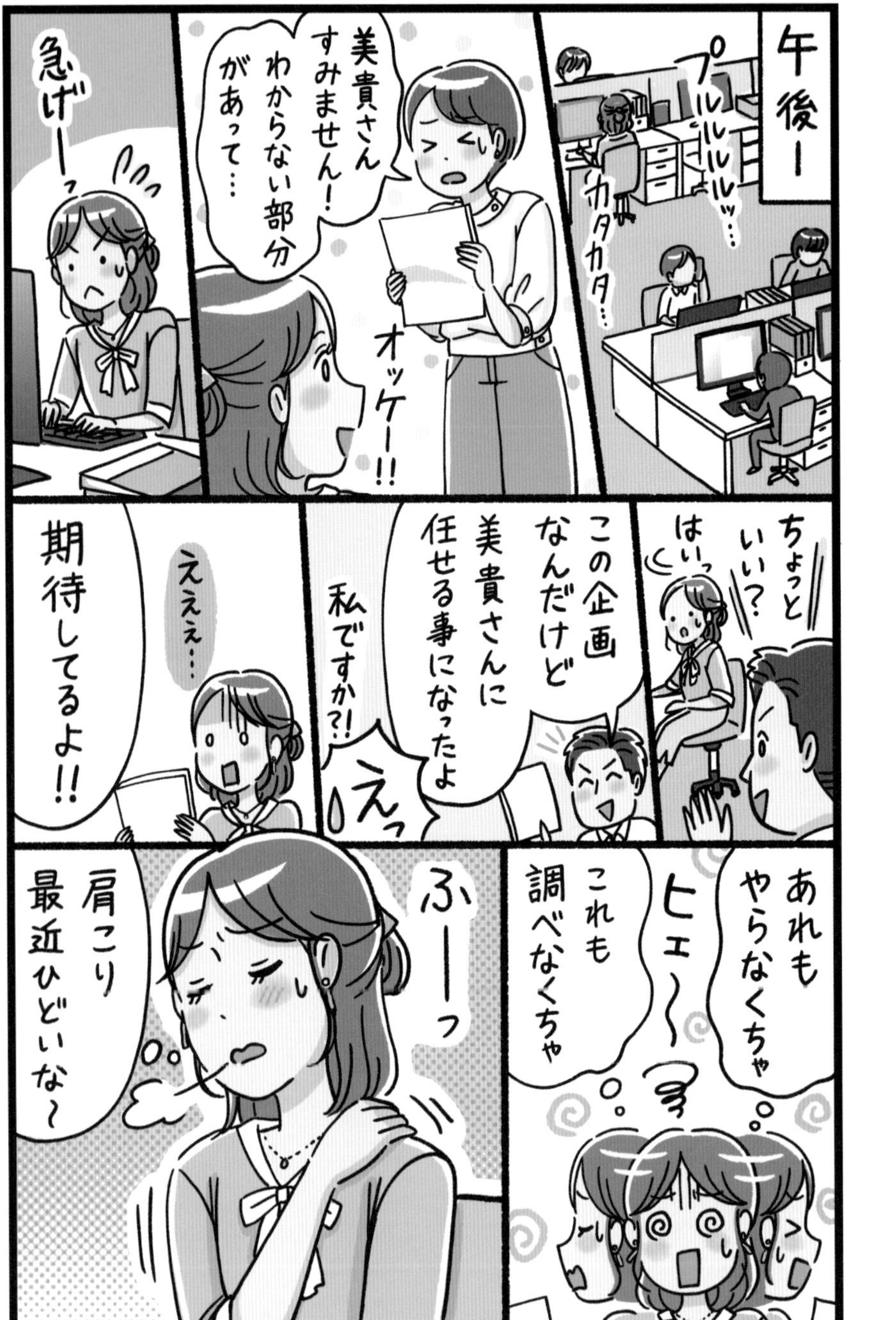
午後ー
プルルルルッ…
カタカタ…
美貴さん すみません！ わからない部分があって…
オッケー!!
急げーっ
ちょっといい？
はいっ
この企画なんだけど美貴さんに任せる事になったよ
私ですか?!
えっ
えええ…
期待してるよ!!
あれもやらなくちゃ
ヒェ〜
これも調べなくちゃ
ふーーっ
肩こり最近ひどいな〜

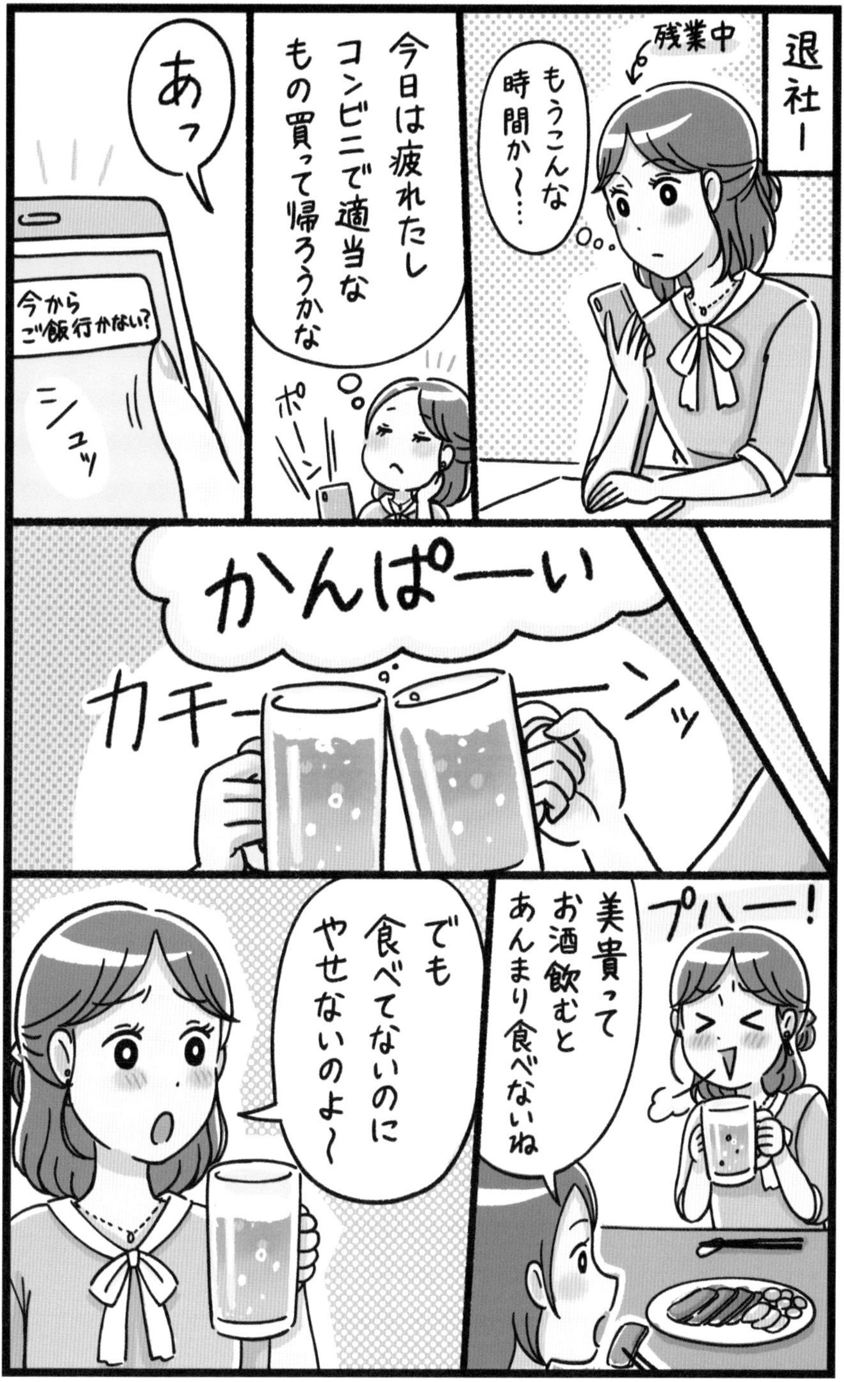
退社ー
残業中
もうこんな時間か〜…
今日は疲れたしコンビニで適当なもの買って帰ろうかな
ポーーン
あっ
今からご飯行かない?
シュッ
かんぱーーい
カチーーンッ
プハーー!
美貴ってお酒飲むとあんまり食べないね
でも食べてないのにやせないのよ〜

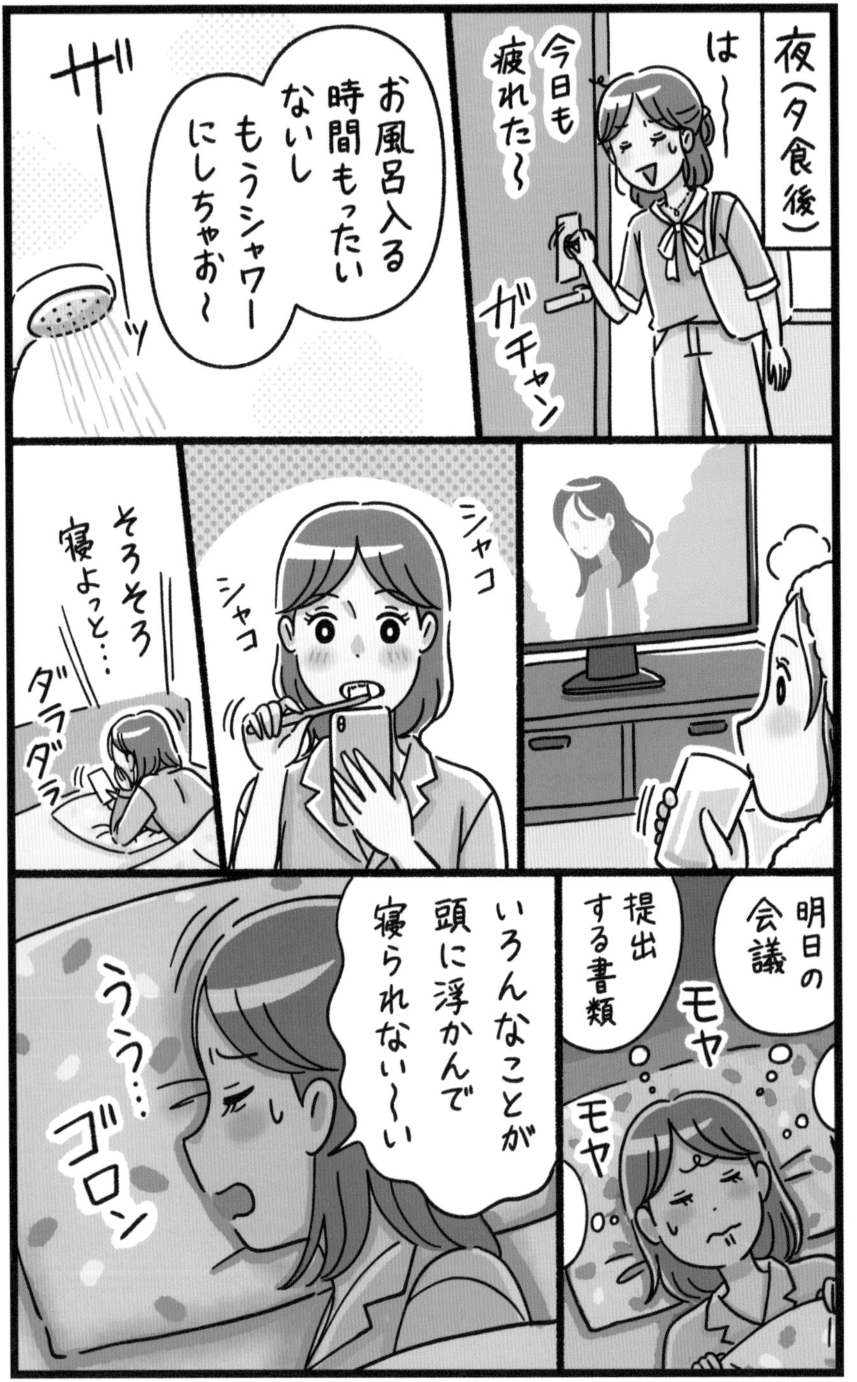
夜(夕食後)
は〜〜
今日も疲れた〜
ガチャン
お風呂入る時間もったいないし もうシャワーにしちゃお〜
ザーッ
シャコ
シャコ
そろそろ寝よっと…
ダラダラ
明日の会議
提出する書類
モヤ
モヤ
いろんなことが頭に浮かんで寝られない〜い
うう…
ゴロン

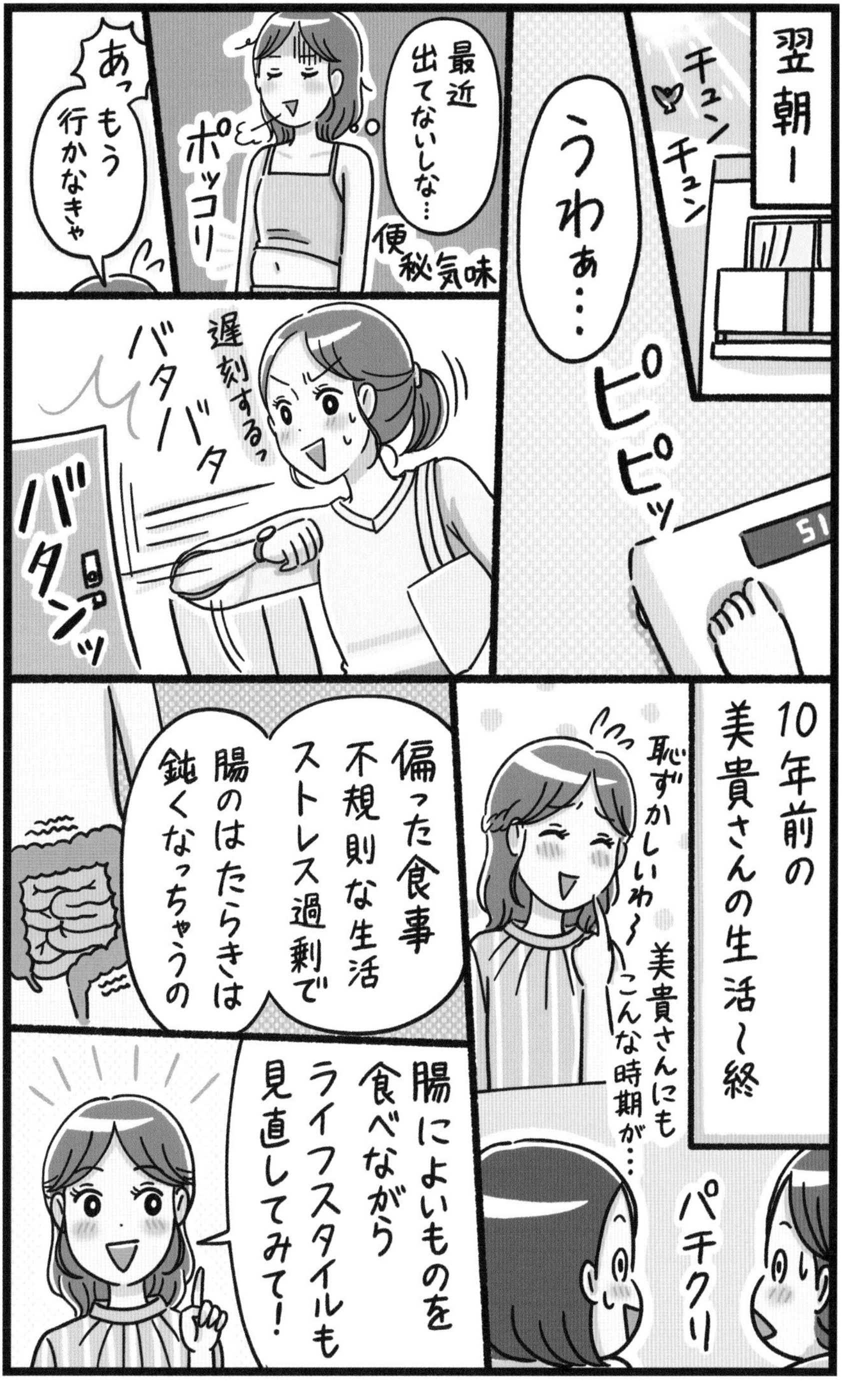
翌朝ー
チュン
チュン
うわぁ…
ピピッ
51
最近出てないしな…
ポッコリ
便秘気味
あっもう行かなきゃ
遅刻するっ
バタバタ
バタンッ
10年前の美貴さんの生活〜終
恥ずかしいわ〜
美貴さんにもこんな時期が…
パチクリ
偏った食事
不規則な生活
ストレス過剰で
腸のはたらきは
鈍くなっちゃうの
腸によいものを
食べながら
ライフスタイルも
見直してみて！

不腸をリセット！

どう食べる？

腸内環境をととのえて不腸をリセットするには、何を食べるかの前に、どう食べるかも重要です。

腸に余計な負担をかけない食べ方を！

不規則な食事で腸がヘトヘトに

イキイキとした体やツヤツヤな肌を手に入れるには、腸が元気にはたらいていることが重要で、そのためには腸内環境をよい状態にキープすることです。そこで重要なのが「食事」です。

食事というと「何を食べるか」に注目が集まりがちですが、じつは「どう食べるか」も腸のはたらきに影響します。

まず避けたいのは、不規則な食事です。だらだら食べたり、寝る間際に食べたり、日によって食べる量が違ったり、ドカ食いしたり……。このような不規則な食事は、腸に余計な負担をかけ、はたらきを鈍くさせます。もし自分が腸だとして、長時間はたらかされたり、突然仕事量が増えたり、夜間勤務になったりすればヘトヘトになると思いませんか？　つまり、何を食べるかの前に、食事のとり方も重要です。毎日規則正しく、適量を食べることを心がけましょう。

不規則な食事と腸の関係

こんな食べ方をしていると、不腸を招きます。

だらだら食べ

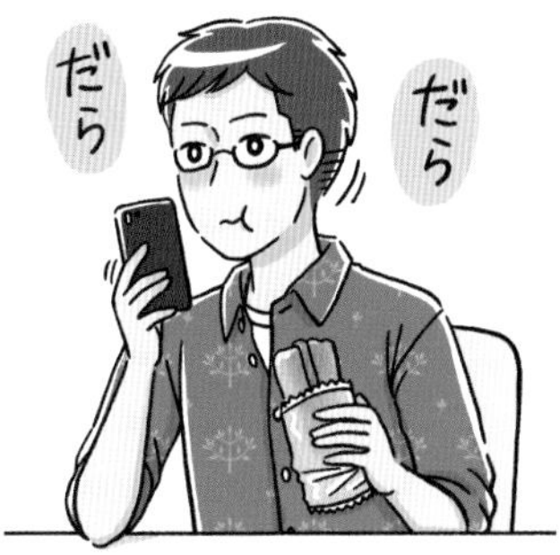

だらだらと食べ続けると、空腹になる時間がなくなり、腸内をきれいにする時間がとれない。腐敗した食べ物が腸内に停滞し、悪玉菌が増える原因になる。

ドカ食い

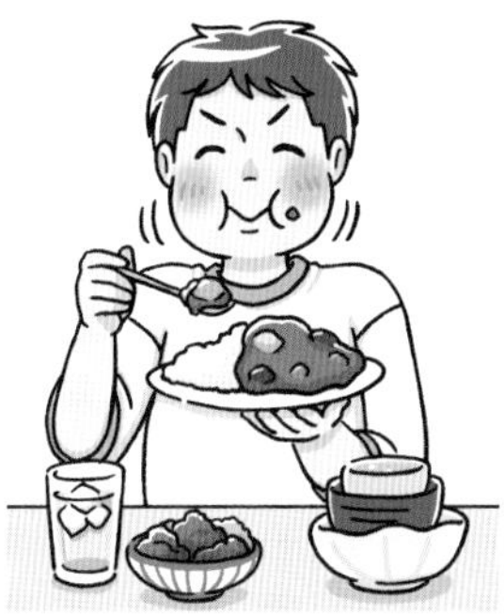

ドカ食いは、消化しなければならない食べ物が一気に送り込まれるため、腸に負担がかかり、腸の正常なはたらきを妨げる。

ムラ食い（食事をぬく）

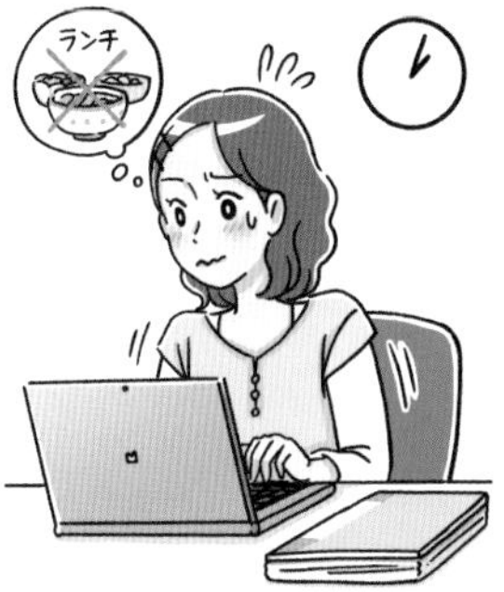

食事をぬいたり、食べる量が極端に少なくなると、体に必要な栄養がとれず、不腸を招く原因になり、胆石になりやすくなる。

食べてすぐ寝る

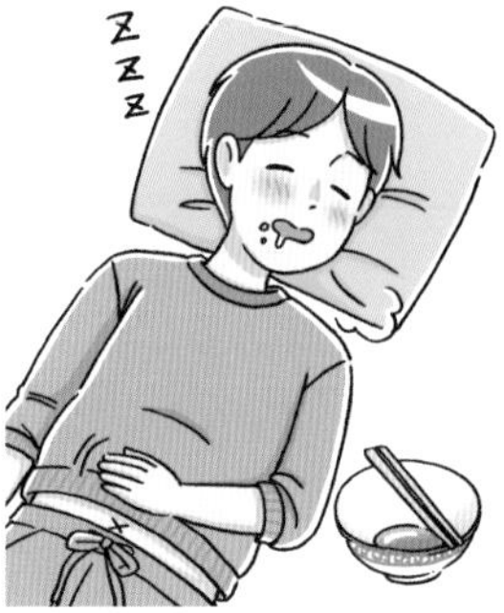

寝る間際に食事をすると、眠っている間にも消化器官がはたらかなければならず、腸に大きな負担がかかる。また、睡眠も浅くなり、ますます不腸に傾く。

不腸をリセット！

何を食べる？

腸内環境を改善するため、どんなものを食べたらよいか、おさえておきましょう。

腸内に、いろんな善玉菌を増やそう！

善玉菌にエサを与えて増やす

腸内環境がよいというのは、腸内細菌のバランスが善玉菌優位になっていて、細菌の種類も多い状態のことをいいます。

腸内細菌は、腸に送られてきた食べ物をエサとして食べ、体に影響を及ぼす物質をつくります。このとき善玉菌優位なら、体によい影響を与える物質が、悪玉菌優位なら悪い影響を及ぼす物質がつくられるので、善玉菌の数を増やすことが腸内環境をととのえるポイントなります。

善玉菌が好むのは野菜や果物。反対に悪玉菌が好むエサは、脂っこいもの（高脂質）、高カロリーなものです。

腸内細菌は、わたしたちが生きている間ずっと、腸の中で食べ物をエサに生きています。つまり何を食べるかによって、腸内環境はよくも悪くもなります。自分の腸の中の善玉菌に、毎日欠かさずエサを与えるつもりで、食べるものを選ぶようにしましょう。

理想的な腸内環境

善玉菌の数を増やすとともに、種類を増やすこともポイントです。

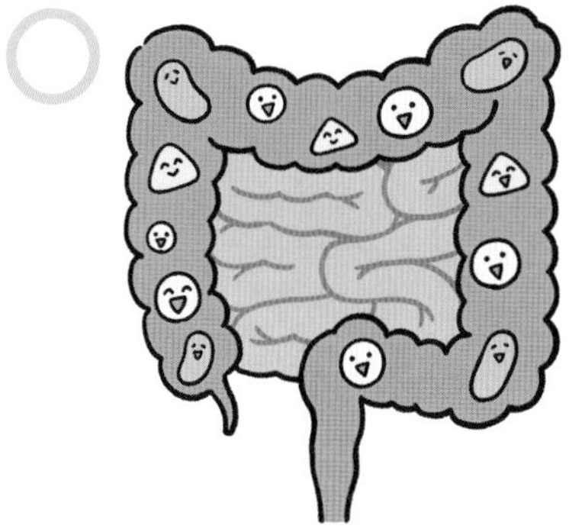

いろいろな種類の善玉菌がいるほうが、体によい影響を及ぼす物質の種類も増える。

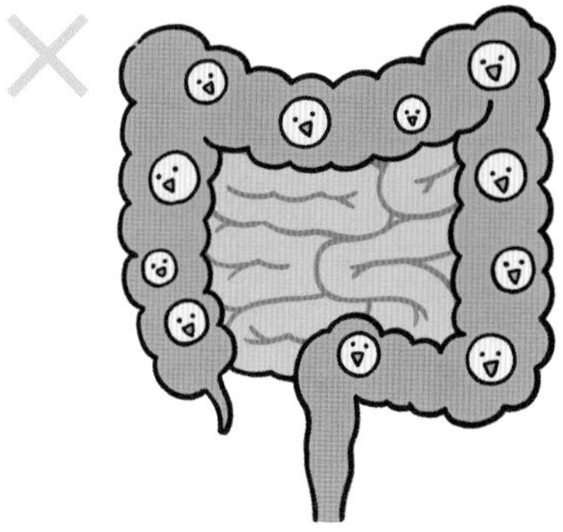

似たようなはたらきをする善玉菌ばかりでは、腸粘膜のバリア機能が低下する。この状態を「ディスバイオシス」という。

腸内細菌の種類を増やす

腸内環境をよくするには、善玉菌の数を増やすだけでなく、腸内細菌の種類を増やすこともポイントです。

腸内に善玉菌の数が増えても、似たようなはたらきをする細菌ばかりではダメ。腸内細菌の種類が限られている状態を「ディスバイオシス」といいますが、そういう状態では腸粘膜のバリア機能が衰え（→P54）、免疫力が低下します。

腸内細菌の種類を増やすには、「発酵食品」から善玉菌をとり、善玉菌のエサになる「水溶性食物繊維」「オリゴ糖」「オメガ3系の脂肪酸」をとるのがおすすめです。しかも、同じ食品からではなく、いろいろな食品から栄養をとると、さまざまな腸内細菌のエサになり、細菌の種類も数も増やすことができます。

腸によい栄養
1

発酵食品

食べて善玉菌を増やす

発酵食品は、麹菌や乳酸菌などの微生物によって、たんぱく質や糖質が分解されてできた食品。もともと微生物によって消化が進んでいるので、体内で栄養が吸収されやすい特徴があります。

発酵食品が腸によい理由は、消化しやすいというだけでなく、食べることで善玉菌になる微生物を取り込むことができる点です。また、発酵食品には、善玉菌のエサになる栄養も含まれているため、善玉菌を増やすのにも役立ちます。さらに、腸内を弱酸性にして悪玉菌が増えるのを防ぐ効果もあります。

発酵食品の代表格といえば、ビフィズス菌や乳酸菌が含まれるヨーグルトです。最近では製品ごとに菌の種類も異なり、効果もさまざま。ただし、人によって合う菌と合わない菌があるので、２週間食べ続けても効果が出ない（お通じがよくならない）場合は、異なる菌を含む製品を試したほうがよいでしょう。

このほか納豆、チーズ、キムチやぬか漬け、酢など、さまざまな発酵食品があります。どれか１つに頼らず、いろいろな発酵食品をとるほうが善玉菌の種類を増やすことができます。

発酵食品を１回食べたくらいでは、すぐに腸内環境が改善されるわけではありません。大切なのは、毎日の食事に習慣的にとり入れて、食べ続けることです。

いろいろな発酵食品

ヨーグルト

乳酸菌やビフィズス菌が含まれる。胃酸によって菌が死滅しても、善玉菌のエサになるので腸内環境をととのえるのに役立つ。最近では「プロバイオティクス」といって、生きたまま腸にたどりつく善玉菌を含む製品もある。

みそ

市販のみその多くは熱殺菌により、麹菌は死活しているが、善玉菌のエサは豊富に含まれている。生きた麹菌をとりたいなら、手作りがおすすめ。

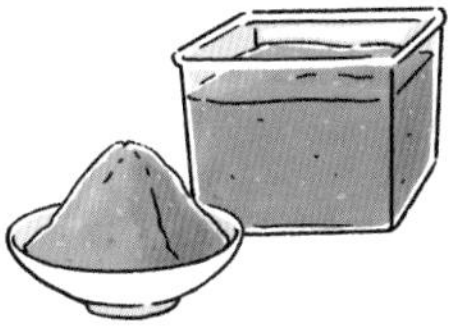

ぬか漬け

ぬかと塩を混ぜて、野菜を漬け込んだもの。乳酸菌のほか、酵母や微生物などが独特の風味を出す。

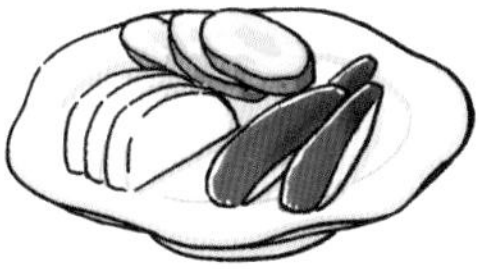

そのほか

酢、しょうゆ、甘酒、キムチ、ピクルスなど。

納豆

納豆菌は胃酸に強く、生きたまま腸にたどりつく。脂質の代謝を促すビタミンB_2、血液をサラサラにする効果のあるナットウキナーゼ、便のかさを増やす食物繊維なども含まれている。

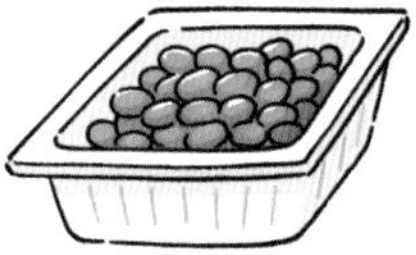

塩麹

米麹と塩を混ぜて発酵、熟成させたもの。食材を漬けたり、調味料と混ぜてたれにしたりと便利。

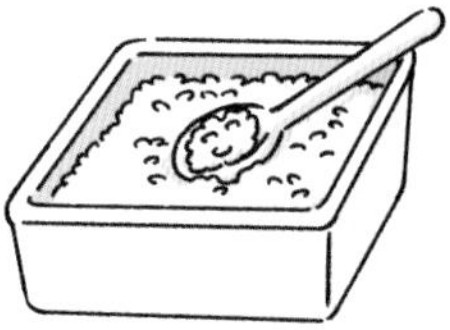

チーズ

加熱処理をしていない「ナチュラルチーズ」には、乳酸菌やカビなどの微生物が含まれている。

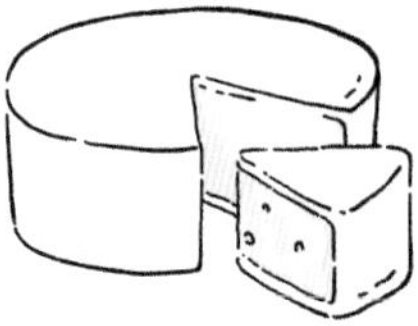

腸によい栄養 2

水溶性食物繊維

善玉菌のエサになる栄養素

食物繊維は、エネルギー源にならないため、ひと昔前までは食べ物のカスのようなものという位置づけでした。ところが今では、便のかさを増やしたり、腸内細菌のエサとなったり、血糖値の上昇をおさえたりなど、体によい影響を及ぼすことがわかり、「6番目の栄養素」とも呼ばれるほどに注目されています。

食物繊維は穀物、野菜、海藻類に多く含まれていますが、積極的にとりたいのは野菜や海藻類からです。野菜や海藻類にはビタミンやミネラルも含まれており、臓器のはたらきを活発にするのに役立つからです。

食物繊維は大きく分けて「不溶性食物繊維」と「水溶性食物繊維」があります。

不溶性食物繊維は水に溶けない性質で、そのまま腸にたどりつきます。ですから便のかさを増やすのに役立ち、腸壁を刺激してぜん動運動を活発にしたりする効果があります。ただし便秘気味の人が不溶性食物繊維をとり過ぎると、便が詰まる恐れもあるので注意が必要です。

水溶性食物繊維は水に溶ける性質で、腸内細菌（善玉菌）のエサになります。腸内環境をととのえるには、この水溶性食物繊維を含む食品を毎日食べて、腸内の善玉菌にエサを与えて増やすことをおすすめします。

水溶性食物繊維を多く含む食品

海藻類（わかめ・もずく・めかぶなど）

海藻のぬるぬるとしたぬめり成分に水溶性食物繊維が多く含まれている。海藻類にはカルシウムやカリウムなどのミネラルが豊富。野菜とともにしっかりとるとよい食品。

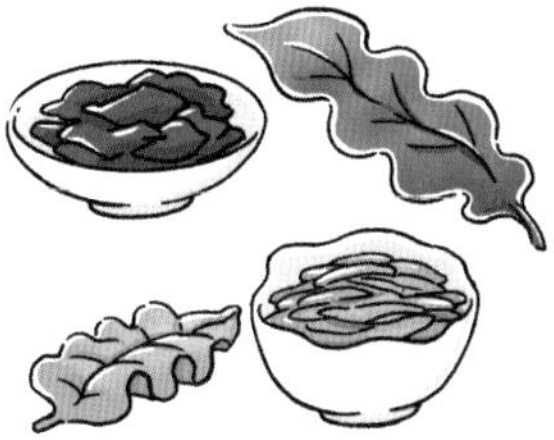

ごぼう

ごぼうは不溶性食物繊維が豊富なだけでなく、水溶性食物繊維も豊富に含んでいる。また、オリゴ糖も含まれているため、腸内環境をととのえ、快便効果が期待できる。

アボカド

不溶性も水溶性もどちらの食物繊維も豊富に含む。オメガ3系のα-リノレン酸も含み、善玉菌が増える環境づくりに役立つ。ただし脂質が高いので食べ過ぎには注意。

そのほか

納豆、モロヘイヤ、かぼちゃ、キウイフルーツ、ドライプルーン、ドライいちじく、ライ麦パンなど。

オクラ

種の部分のねばねばとした成分に水溶性食物繊維が豊富。抗酸化作用のあるβ-カロテンや、糖質や脂質の代謝を促すビタミンB_1、B_2なども含む栄養価の高い野菜。

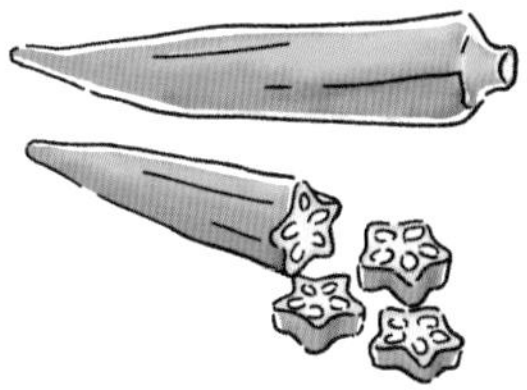

もち麦

β-グルカンという水溶性食物繊維が豊富で、善玉菌のエサになるだけでなく、腸内の免疫力も高める効果がある。白米に混ぜて炊いたり、みそ汁やスープの具にしたりすると手軽にとれる。

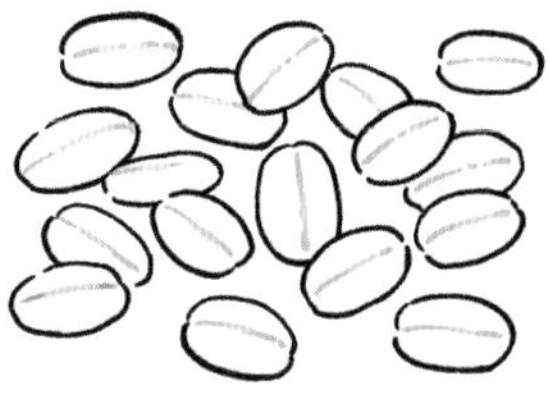

切り干し大根

不溶性も水溶性もどちらの食物繊維も豊富に含む。乾物で保存性が高いので、常備しておくと便利。みそ汁やサラダにすると手軽にとれる。

腸によい栄養 3

オリゴ糖

乳酸菌やビフィズス菌のエサになる

糖質とは、炭水化物から食物繊維を引いたもので、大きく分けると「糖類」「オリゴ糖」「ポリオール」「多糖類」に分けられます。

このグループ分けは、糖の最少単位である「単糖」が、どのように連なっているかで分けられており、オリゴ糖は「単糖」が3〜10個結合してできています。

オリゴ糖の特徴は、ブドウ糖や果糖のように消化酵素で分解されずに、腸にそのまま届く点です。そのためエネルギーに変換されにくく、血糖値の上昇にもあまり影響を及ぼしません。

またオリゴ糖は、乳酸菌やビフィズス菌のエサになり、善玉菌を増やすのに役立ちます。オリゴ糖と乳酸菌やビフィズス菌を含むヨーグルトを一緒にとると、効率よくエサを与えることができるのでおすすめです。

とくにビフィズス菌が腸内で増えると、腸内を弱酸性にする有機酸を生み出し、悪玉菌をおさえる効果も期待できます。善玉菌が優位になれば、腸のぜん動運動も活発になり、快便にもつながります。

さらに、腸内が弱酸性になるとカルシウムなどのミネラルを吸収しやすくなります。カルシウム不足解消の観点からも、ヨーグルト＋オリゴ糖は効果が期待できる組み合わせです。

オリゴ糖を多く含む食品

大豆

大豆には「大豆オリゴ糖」が含まれているが、おからを取り除いた豆腐や豆乳などはオリゴ糖が減り、また納豆は発酵時に分解されてしまうので、蒸し大豆でとるのがおすすめ（水煮は蒸し大豆より半減するので注意）。

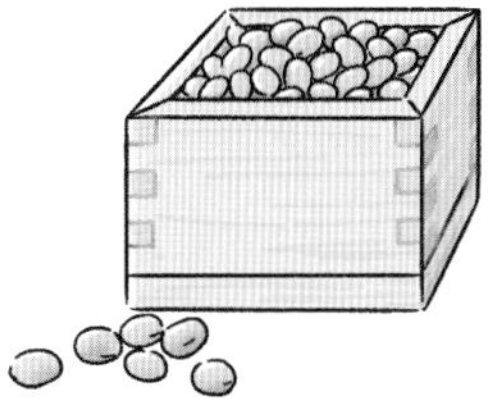

玉ねぎ

オリゴ糖と食物繊維を含む。また、玉ねぎ特有のツンとしたにおいは、硫化アリルという成分によるもの。硫化アリルは抗酸化作用があり、ビタミンB_1の吸収を助け、糖質のエネルギー変換を促す効果がある。

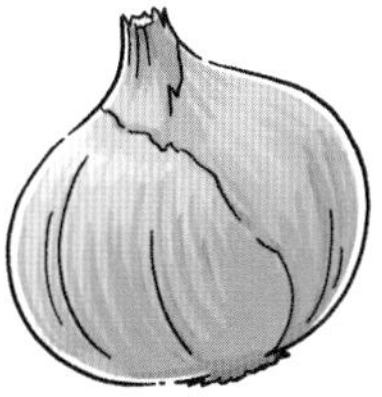

バナナ

オリゴ糖と食物繊維（不溶性・水溶性どちらも）を含む。また、セロトニンを生成するときに必要な成分の、トリプトファンも含んでいる。

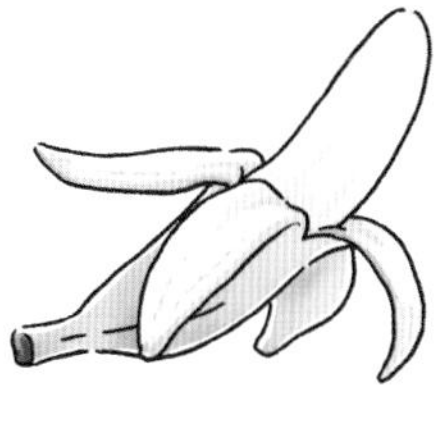

はちみつ

オリゴ糖を含むため、砂糖や果糖に比べて血糖値が上がりにくい甘味料。はちみつに含まれる酵素が消化を助け、腸のはたらきをサポートする。

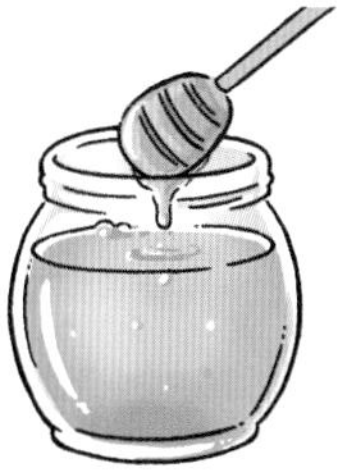

そのほか

ごぼう、ねぎ、にんにく、アスパラガスなど。

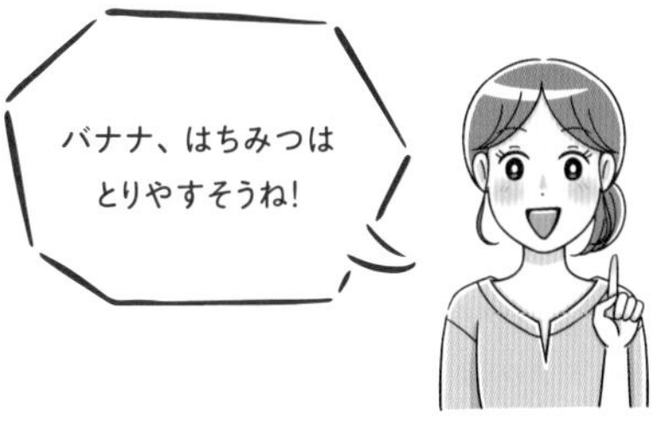

腸によい栄養 ４

オメガ３系脂肪酸

善玉菌が増えやすい環境をつくる

体のエネルギー源になる脂質を大きく分けると飽和脂肪酸と不飽和脂肪酸に分けられ、さらに不飽和脂肪酸は、多価不飽和脂肪酸と一価不飽和脂肪酸に分けられます。

オメガ３系脂肪酸とは、多価不飽和脂肪酸の一種で、おもに青魚の油に多く含まれるＤＨＡ（ドコサヘキサエン酸）やＥＰＡ（エイコサペンタエン酸）、アマニ油やえごま油に含まれるα-リノレン酸などのこと。体内では合成できないため、食品からとる必要があります。

とくに最近では、食事が肉中心（魚離れ）になりがちなため、このオメガ３系脂肪酸が不足しているといわれています。

オメガ３系脂肪酸は、血液循環をよくしたり、腸内の炎症を鎮めたりする効果があり、善玉菌が増えやすい環境にととのえるのに役立ちます。また、腸内で潤滑油のようなはたらきをし、便の通りをよくする効果も期待できます。

ただし体によいとはいえ、脂質は１ｇあたり９カロリーとエネルギー量は高いので、とり過ぎには注意が必要です。とくにアマニ油やえごま油のような見える油は、積極的に量を増やすというよりは、今まで使用している油（ドレッシング）などの代わりに置き換えて使うくらいでちょうどよいでしょう。

オメガ3系脂肪酸を多く含む食品

青魚(さば、さんま、まぐろ、ぶり、あじ、いわしなど)

DHAやEPAが豊富。腸内環境をととのえるほか、脳のはたらきを活性化するはたらきがあり、認知症予防にも期待ができる。缶詰でも栄養補給に役立つ。

くるみ

ナッツ類のなかで最もα-リノレン酸が多い。6～7粒(約28g)で1日に必要なオメガ3系脂肪酸がとれる。

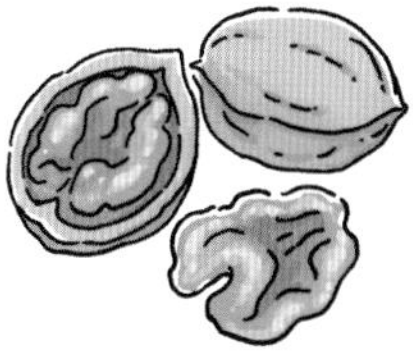

鮭

DHAやEPAが豊富。また、赤い色素の成分であるアスタキサンチンは、抗酸化作用や抗炎症作用があり、腸内の炎症を鎮めるのに役立つ。

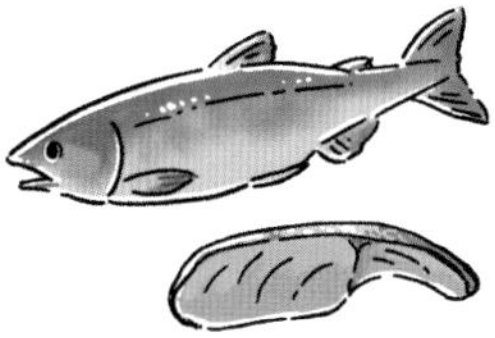

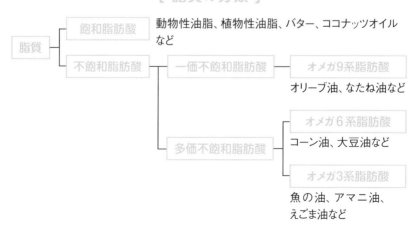

アマニ油

α-リノレン酸が豊富。α-リノレン酸は熱に弱いため、加熱調理には向かない油。1日小さじ1杯程度を目安に、生でドレッシングの材料にしたり、器に盛ったみそ汁にたらしたりして使用するとよい。

[脂質の分類]

- 脂質
  - 飽和脂肪酸：動物性油脂、植物性油脂、バター、ココナッツオイルなど
  - 不飽和脂肪酸
    - 一価不飽和脂肪酸
      - オメガ9系脂肪酸：オリーブ油、なたね油など
    - 多価不飽和脂肪酸
      - オメガ6系脂肪酸：コーン油、大豆油など
      - オメガ3系脂肪酸：魚の油、アマニ油、えごま油など

効果が出ない！

STOP！整腸食

腸によい食品を食べても、効果が出ない場合も！
そんなときは、SIBOを疑ってみて。

原因 その1

SIBO（小腸内細菌増殖症）かもしれません

腸によい食品が原因で不腸に！

前のページであげた腸によい食品は、多くの方には有効で、おなかの調子がよくなり、腸内環境をととのえてくれます。しかしながら、なかにはかえって便秘や下痢になったり、不腸による悪症状が出てきたりする場合があります。

その原因の多くが、SIBO（小腸内細菌増殖症）と呼ばれる病気です。

腸内細菌のほとんどは大腸に生息していますが、加齢や機能低下によって小腸の出口である「バウヒン弁（回盲口）」がゆるみ、大腸にいるべき細菌が小腸に流れ入ってしまい、小腸のなかに細菌が増えてしまいます。すると小腸内に細菌によるガスがたまり、便秘や下痢、不腸による悪影響が出てきます。

腸によい食品を食べたのに、おなかの張りや違和感が長く続くようなら、SIBOの疑いアリ。整腸食をいったん止めて、様子をみることをおすすめします。

SIBOってどんな病気？

小腸内に細菌が増え、便秘や下痢をくり返す病気です。

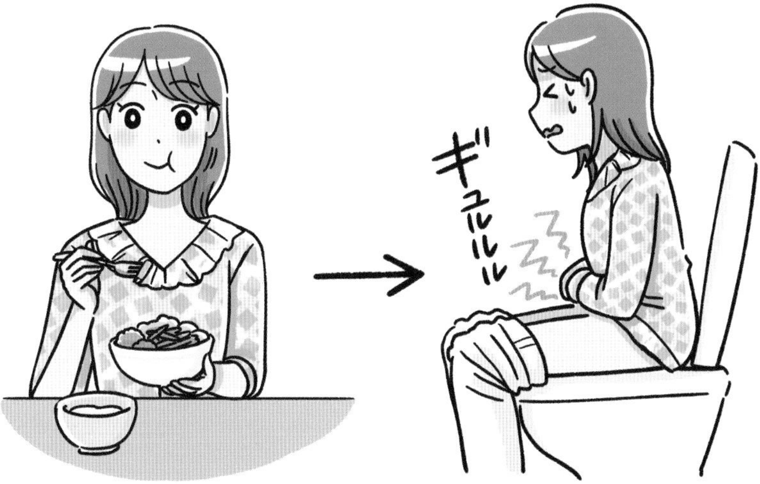

腸によいとされる食品は、腸に問題のない人が食べれば効果的ですが、おなかが弱い人やSIBOの人にとっては、腸に負担をかけ、かえって不腸を招くことも。

SIBOになると、小腸内に細菌が増え、細菌から多量のガスが発生し、腸がパンパンになる。便秘や下痢はもちろん、体の各所に不調をもたらす。また、脳と腸との連携も悪くなるため、心にも悪影響を及ぼす。

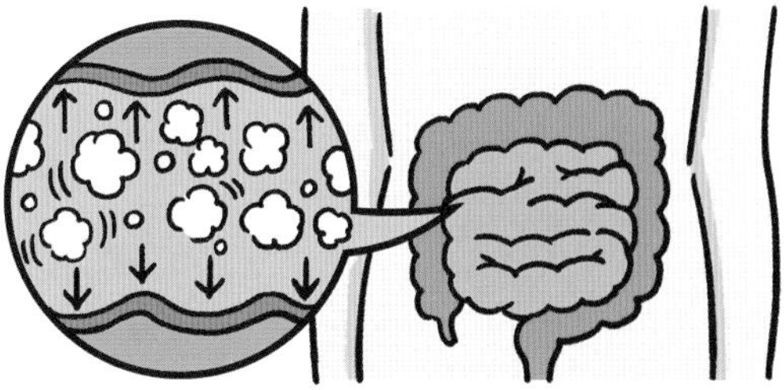

腸によい食品を食べて効果が出ない人は
86ページのチェックリストを確認しましょう。

原因 その2
腸に悪影響を及ぼす4つの糖質

高ＦＯＤＭＡＰ食品を避けた食事に

腸によい食品を食べても効果が出ない、むしろ不腸を感じる場合には、「ＦＯＤＭＡＰ（フォドマップ）」と称される４つの糖質に気をつけなければなりません。

本書では、Ｆ「発酵性の」、Ｏ「オリゴ糖」、Ｄ「二糖類」、Ｍ「単糖類」、ＡＮＤ、Ｐ「ポリオール」を多く含む（該当する）ものを「高ＦＯＤＭＡＰ食品」といいます。

ＦＯＤＭＡＰという糖質は、小腸で吸収しにくい糖質で、なかなか小腸に入っていかない性質があります。そのためＦＯＤＭＡＰをとり過ぎると小腸内での糖質の濃度が高まり、体の「濃いものは薄めよう」という作用がはたらいて小腸に水分が引き込まれ、下痢や腹痛を引き起こします。

一方、ＦＯＤＭＡＰは大腸内ではバクテリアのエサとなり、大量のガスを発生させて腸がパンパンに張り、便秘やおならなどの原因になることもわかっています。

ＳＩＢＯや過敏性腸症候群（→Ｐ56）に限らず、腸によい食品を食べたのに不腸を感じる場合は、高ＦＯＤＭＡＰ食品を避けると改善されます。

88ページからのリストを参考に、まずは3週間、高ＦＯＤＭＡＰ食品を一切とらずに過ごします。その後、1グループずつ高ＦＯＤＭＡＰ食品を試して食後の症状を観察。すると自分にとって避けるべき高ＦＯＤＭＡＰ食品が特定できます。

悪影響を及ぼす食品の探し方

ステップ1

88ページからのリストを参考に、
3週間、高FODMAP食品を
避けて食事をする。

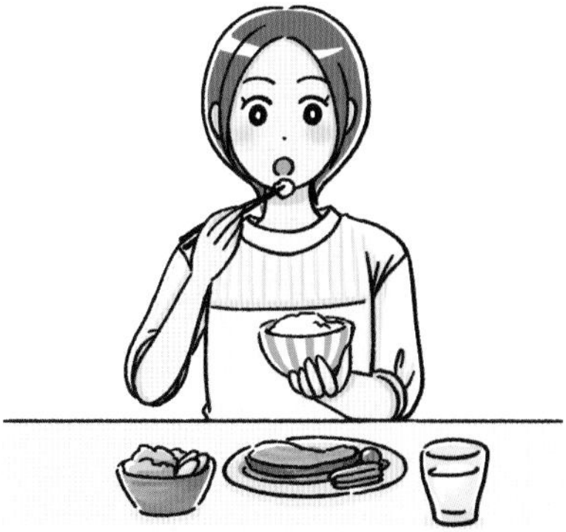

▼

ステップ2

4週目からは、1週間ごとに
FODMAP食品を1種類ずつ
食べて、症状を観察。順番は、
オリゴ糖のフルクタン→オリゴ糖の
ガラクトオリゴ糖→二糖類の乳糖→
単糖類の果糖→ポリオールの順。
途中合わないものが出てきても、
最後まで続けて原因を見極める。

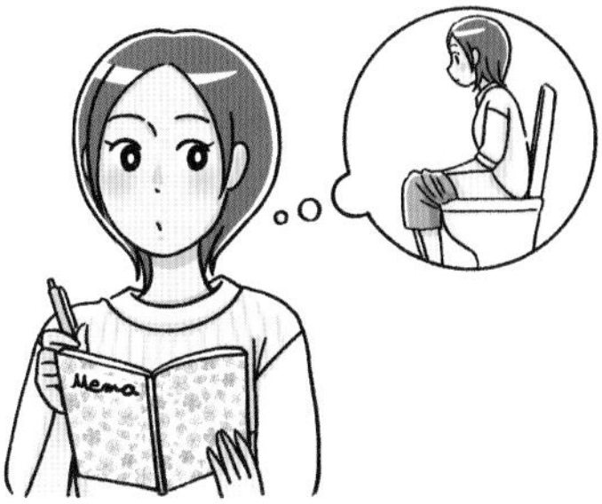

▼

ステップ3

何を食べたときに悪影響が
出たのか、自分の体質に合わない
食品を特定する。

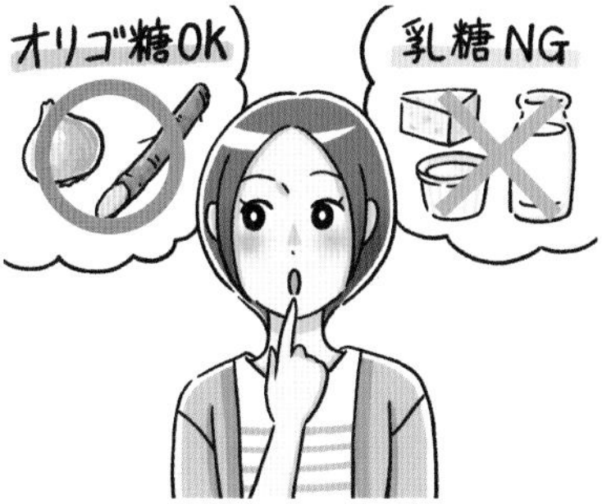

自分の体質に合わない食品を見つけることができれば、
それ以外の高FODMAP食品は食べられます。

こんな症状があったら、FODMAP食品に注意!

腸によい食品をせっせと食べているのに、
「イマイチ効果がない」「なんだか、かえって調子が悪い」という人は、
次にあげる項目に当てはまるか、チェックしてみましょう。
１つでも当てはまる場合は、FODMAP食品が不腸を招いている可能性があります。

糖質オフを心がけ、
お米を控えているのに
おなかが張る

パンやパスタを
食べると、下痢（または
便秘）になることが多い

牛乳やチーズなどの
乳製品をとると、
おなかが痛くなる

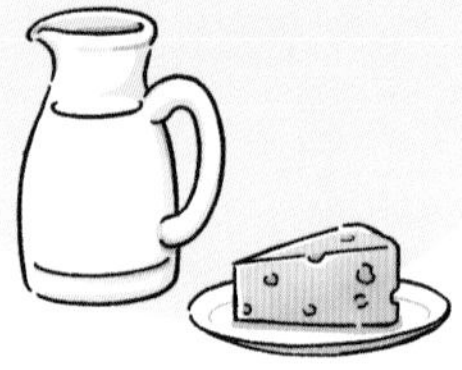

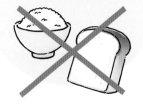

毎朝ヨーグルトを
食べているのに、
便秘が改善されない

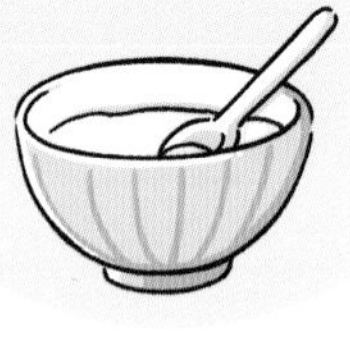

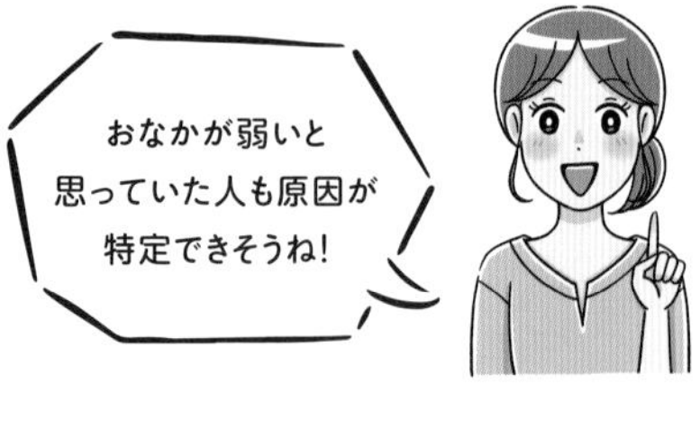
おなかが弱いと
思っていた人も原因が
特定できそうね!

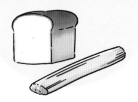

- ごぼう、大豆など、食物繊維をたっぷりとっているのに、お腹が張り、おなら、便秘、下痢に悩まされる

- 納豆、キムチなどの発酵食品を積極的に食べているのに、便秘が改善されない

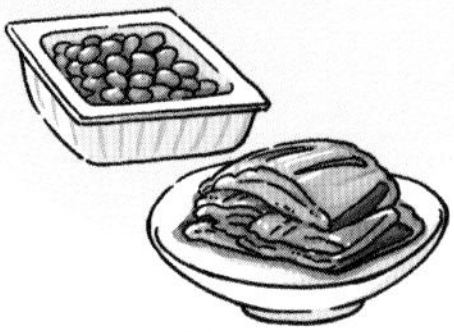

- 玉ねぎやにんにくを食べると、おなかが痛くなったり、下痢になったりする

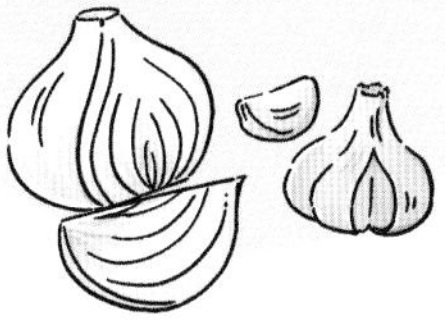

- きのこ類を食べると、おなかが痛くなる

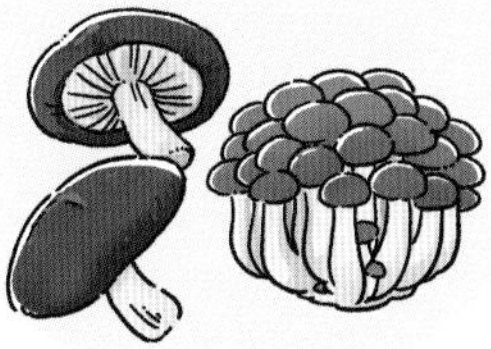

- りんごや桃、柿などを食べると、おなかに違和感を感じる

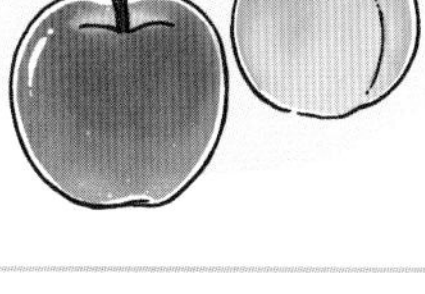

- キシリトール入りのガムや飲み物をとると、おなかがゆるくなる

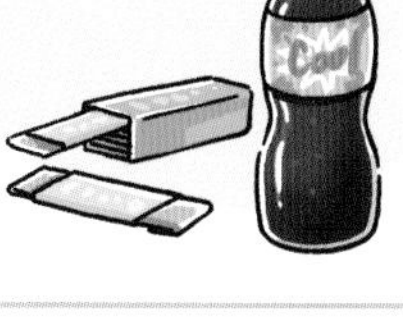

1つでも当てはまった人は、次のページからの高FODMAP食品リストを参考にして、体質に合わない食品を特定しましょう。

低FODMAP・高FODMAP食品リスト

食品を穀物・野菜・肉類などのグループに分け、
高FODMAPか低FODMAPかがわかるようにリストにしました。
自分にとってどれがNG食品なのかを探すときの参考にしてください。

低／高 FODMAP	食品名	目安量	制限したい 糖質の種類	備考
		穀類とその加工品		
低FODMAP	ご飯（米／精白米）	茶わん1杯150g		
	ご飯（玄米）			
	もち米、もち	切り餅1個50g		
	そば（そば粉100%）	乾燥1束100g		ゆでた後の重量は約2.5倍になる
	シリアル（米）			
	シリアル（オート麦）			
	ビーフン			
	フォー			
	海藻類			
高FODMAP	大麦		**ガ** **フ** 乳 果 ポ	28g以下なら食べてもOK
	小麦		**ガ** **フ** 乳 果 ポ	
	食パン（大麦、小麦、ライ麦）	6枚切り1枚60g	ガ **フ** 乳 果 ポ	
	うどん（小麦）	ゆで1袋200g	ガ **フ** 乳 果 ポ	
	パスタ（小麦）		ガ **フ** 乳 果 ポ	ゆでた後の重量は約2.5倍になる。ゆでたもの74g以下なら食べてもOK
	そうめん（小麦）	乾燥1束50g	ガ **フ** 乳 果 ポ	ゆでた後の重量は約2.5倍になる
	中華めん（小麦）	生1玉120g 蒸し1玉170g	ガ **フ** 乳 **果** ポ	
	シリアル		ガ **フ** 乳 果 ポ	大麦、小麦、オリゴ糖、ドライフルーツ、はちみつを含むもの
	ピザ		ガ **フ** 乳 果 ポ	
		緑黄色野菜		
低FODMAP	にんじん	中1本150g		
	トマト	中1個200g		
	ブロッコリー	1株250g		270g以上ではフルクタンが許容量を超えるので注意
	かぼちゃ	¼個300g		
	ほうれん草	1束200g		

この食品リストは、Monash University等の資料をもとに江田証医師が作成（無断転載禁ず）

低/高FODMAP	食品名	目安量	制限したい糖質の種類	備考
低FODMAP	チンゲン菜	1株100g		115g以上ではポリオールが許容量を超えるので注意
	ピーマン	1個30g		75g以上ではポリオールが許容量を超えるので注意
	オクラ	1本10g		
	さやいんげん	1本8g		125g以上ではポリオールが許容量を超えるので注意
高FODMAP	アスパラガス	1本20g	ガ **フ** 乳 **果** ポ	7g以下なら食べてもOK
	にら	1束100g	ガ フ 乳 果 **ポ**	54g以下なら食べてもOK
	さやえんどう	1枚2g	**ガ** **フ** 乳 果 **ポ**	16g以下なら食べてもOK
	スナップえんどう	1さや10g	ガ フ 乳 **果** ポ	14g以下なら食べてもOK

淡色野菜

低/高FODMAP	食品名	目安量	制限したい糖質の種類	備考
低FODMAP	キャベツ(紫キャベツも)	¼個300g		100g以上ではポリオールが許容量を超えるので注意。キャベツは許容量が少ない
	レタス	½個180g		
	白菜	¼個650g		500g以上ではフルクタンが許容量を超えるので注意
	かぶ	1個80g(葉を除く)		100g以上ではフルクタンが許容量を超えるので注意
	大根	1本1000g		280g以上ではフルクタンが許容量を超えるので注意
	なす	1本80g		182g以上ではポリオールが許容量を超えるので注意
	きゅうり	1本100g		
	ズッキーニ	1本170g		75g以上ではフルクタンが許容量を超えるので注意
	もやし	1袋200g		
	枝豆	10さや30g		210g以上ではフルクタンが許容量を超えるので注意
	たけのこ	水煮1本250g		
	れんこん	1節200g		150g以上では果糖とガラクトオリゴ糖が許容量を超えるので注意
高FODMAP	玉ねぎ	1個200g	**ガ** **フ** 乳 果 ポ	12gでもフルクタンが許容量を超える
	ゴーヤー	1本250g	**ガ** フ 乳 果 ポ	
	長ねぎ	1本150g	ガ **フ** 乳 果 ポ	
	カリフラワー	1株600g	ガ フ 乳 果 **ポ**	
	セロリ	1本100g	ガ フ 乳 果 **ポ**	
	とうもろこし	1本300g	ガ フ 乳 果 **ポ**	38g以下なら食べてもOK
	ごぼう	1本200g	**ガ** フ 乳 果 ポ	

低／高FODMAP	食品名	目安量	制限したい糖質の種類	備考

いも類

低／高FODMAP	食品名	目安量	制限したい糖質の種類	備考
低FODMAP	じゃがいも	1個150g		
	ヤムイモ	1本300g		300g以上でフルクタンが許容量を超えるので注意
高FODMAP	さつまいも	中1本200g	ガ フ 乳 果 **ポ**	75g以下なら食べてもOK
	里いも（タロイモ）	中1個50g	**ガ** フ 乳 果 ポ	75g以下なら食べてもOK

香味野菜・香草・ハーブ

低／高FODMAP	食品名	目安量	制限したい糖質の種類	備考
低FODMAP	とうがらし	生1個5g		35g以上はフルクタンが許容量を超えるので注意
	しょうが	1かけ10g		
	パセリ	1枝15g		
	ミント	葉5枚2g		
	バジル	葉1枚1g		
高FODMAP	わさび	小さじ1杯5g	**ガ** フ 乳 果 **ポ**	本わさびはOKだが、練りわさびは混ぜ物にFODMAPが多いためNG
	にんにく	1かけ10g	ガ **フ** 乳 果 ポ	

野菜・いも加工品

低／高FODMAP	食品名	目安量	制限したい糖質の種類	備考
低FODMAP	こんにゃく	大1枚250g		
高FODMAP	梅干し	1個20g（種も含む）	ガ フ 乳 **果** ポ	はちみつ添加のもの
	漬け物（キムチ、ぬか漬け、らっきょう漬けなど）			発酵食品は避ける

豆類とその加工品

低／高FODMAP	食品名	目安量	制限したい糖質の種類	備考
低FODMAP	木綿豆腐	1丁300g		
高FODMAP	絹ごし豆腐	1丁300g	**ガ** **フ** 乳 果 ポ	75g以上でガラクトオリゴ糖が、150g以上でガラクトオリゴ糖・フルクタンが許容量を超える
	大豆	ゆで1カップ140g	**ガ** **フ** 乳 果 ポ	43g以上でガラクトオリゴ糖が、85g以上でガラクトオリゴ糖・フルクタンが許容量を超える
	ひよこ豆	ゆで1カップ140g	**ガ** フ 乳 果 ポ	43g以下なら食べてもOK
	レンズ豆	ゆで1カップ130g	**ガ** フ 乳 果 ポ	23g以下なら食べてもOK
	あずき	ゆで1カップ150g	**ガ** **フ** 乳 果 ポ	35g以下なら食べてもOK
	豆乳（大豆由来）	1カップ200g	**ガ** フ 乳 果 ポ	日本の豆乳はすべて大豆由来
	あんこ	1缶200g	**ガ** フ 乳 果 ポ	38g以下なら食べてもOK

低／高FODMAP	食品名	目安量	制限したい糖質の種類	備考

果実類

低／高FODMAP	食品名	目安量	制限したい糖質の種類	備考
低FODMAP	バナナ	1本200g		1本まで。110g以上はフルクタンが許容量を超えるので注意
	いちご	1個15g		
	ぶどう	デラウェア1房100g		
	キウイフルーツ	1個80g		286g以上はフルクタンが許容量を超えるので注意
	オレンジ	1個200g		
	みかん	1個100g		
	レモン	1個100g		187g以上はフルクタンが許容量を超えるので注意
	パイナップル	1個1500g		200g以上はフルクタンが許容量を超えるので注意
	ブルーベリー	10粒10g		50g以上はフルクタンが許容量を超えるので注意
	パパイヤ	1個400g		
高FODMAP	りんご	1個250g	果 ポ	20g以下なら食べてもOK
	桃	1個250g	フ ポ	18g以下なら食べてもOK
	すいか	⅛個400g	フ 果 ポ	15g以下なら食べてもOK
	なし	1個300g	果 ポ	5g以下なら食べてもOK
	グレープフルーツ	1個300g	フ	80g以下なら食べてもOK
	メロン	¼個250g	フ	120g以下なら食べてもOK
	アボカド	1個200g	ポ	30g以下なら食べてもOK
	柿	1個200g	フ	60g以下なら食べてもOK
	西洋なし	1個200g	果 ポ	
	さくらんぼ	1個7g	果 ポ	20g以下なら食べてもOK
	ざくろ	1個250g	フ	45g以下なら食べてもOK
	ブラックベリー	1粒5g	ポ	4g以下なら食べてもOK
	いちじく	1個50g	果	5g以下なら食べてもOK
	グアバ	1個100g	果	10g以下なら食べてもOK
	プラム	1個50g	フ ポ	5g以下なら食べてもOK
	マンゴー	1個400g	果	40g以下なら食べてもOK

果物加工品・ナッツ類

低／高FODMAP	食品名	目安量	制限したい糖質の種類	備考
低FODMAP	アーモンド	10粒20g		12g以下はOK。24g以上はガラクトオリゴ糖が許容量を超えるので注意
	ヘーゼルナッツ	10粒15g		15g以下はOK。30g以上はガラクトオリゴ糖が許容量を超えるので注意

低／高 FODMAP	食品名	目安量	制限したい糖質の種類	備考
低FODMAP	くるみ（いり）	1粒6g		
	ピーナッツ	10粒10g		
	栗	1個20g		
	松の実	大さじ1杯10g		
	かぼちゃの種	大さじ1杯10g		
高FODMAP	ピスタチオ	10粒10g	**ガ** **フ** 乳 果 ポ	
	カシューナッツ	7粒10g	**ガ** **フ** 乳 果 ポ	
	干しあんず	1個8g	ガ **フ** 乳 果 **ポ**	
	レーズン	大さじ1杯12g	ガ **フ** 乳 果 ポ	
	プルーン（ドライ）	1粒7g（種を除く）	ガ **フ** 乳 果 **ポ**	
	果糖の多い果汁を含んだジュース	1カップ200g	ガ フ 乳 **果** ポ	

きのこ・海藻類とその加工品

低FODMAP	焼きのり	全型1枚3g		
高FODMAP	しいたけ	1個15g	ガ フ 乳 果 **ポ**	10g以下なら食べてもOK
	えのき	1袋100g	ガ フ 乳 果 **ポ**	
	マッシュルーム	1個10g	ガ **フ** 乳 果 **ポ**	
	わかめ・昆布		ガ フ 乳 果 **ポ**	5g以下なら食べてもOK

肉・魚介類・卵とその加工品

低FODMAP	豚肉	もも薄切り1枚25g		
	牛肉（赤身）	もも薄切り1枚30g		
	鶏肉	もも肉（皮付き）1枚300g		
	ベーコン	1枚15g		
	ハム	ロースハム1枚20g		
	えび	バナメイえび1尾15g		
	卵	M1個50g		
	魚（鮭）	1切れ100g		
高FODMAP	ソーセージ	ウインナーソーセージ1本20g	ガ **フ** 乳 果 ポ	100g以下なら食べてもOK

乳・乳製品

低FODMAP	カマンベールチーズ			
	チェダーチーズ			
	モッツァレラチーズ			
高FODMAP	牛乳	1カップ210g	ガ フ **乳** 果 ポ	
	生クリーム	大さじ1杯15g	ガ フ **乳** 果 ポ	40g以下なら食べてもOK

低／高 FODMAP	食品名	目安量	制限したい糖質の種類	備考
高FODMAP	ヨーグルト	1カップ210g	ガ フ **乳** 果 ポ	
	カッテージチーズ		ガ フ **乳** 果 ポ	40g以下なら食べてもOK
	クリームチーズ		ガ フ **乳** 果 ポ	40g以下なら食べてもOK
	リコッタチーズ		ガ フ **乳** 果 ポ	40g以下なら食べてもOK
	コンデンスミルク		ガ フ **乳** 果 ポ	7g以下なら食べてもOK
	プロセスチーズ		ガ フ **乳** 果 ポ	

菓子類

低FODMAP	ポップコーン			
	せんべい			
	タピオカ			
高FODMAP	ケーキ（ショートケーキ）		ガ **フ** 乳 果 ポ	
	焼き菓子（ワッフル／クッキー）		ガ **フ** 乳 果 ポ	
	アイスクリーム（高脂肪）		ガ フ **乳** 果 ポ	30g以下なら食べてもOK
	プリン		ガ フ **乳** 果 ポ	
	ミルクチョコレート		ガ フ **乳** 果 ポ	20g以下なら食べてもOK

飲料

低FODMAP	緑茶			
	紅茶（無糖）			250mℓでは、フルクタンが許容量を超えるので注意
	コーヒー（無糖）			
	ココア			
	アーモンドミルク			
	水、ミネラルウォーター			
高FODMAP	ウーロン茶		ガ **フ** 乳 果 ポ	
	ハーブティー（強いもの）		ガ **フ** 乳 果 ポ	

アルコール飲料

低FODMAP	ビール	1缶350mℓ		
	ウイスキー	シングル1杯30mℓ		
	ジン	シングル1杯30mℓ		
	ウォッカ	シングル1杯30mℓ		
	甘くないワイン	グラス1杯100mℓ		
	甘くないスパークリングワイン	グラス1杯100mℓ		
	日本酒	1合180mℓ		
高FODMAP	ラム酒	シングル1杯30mℓ	ガ フ 乳 **果** ポ	

低／高 FODMAP	食品名	目安量	制限したい糖質の種類	備考
	油脂類・調味料・ジャムなど			
低FODMAP	バター	大さじ1杯12g		
	マーガリン（牛乳を含まないもの）	大さじ1杯12g		
	ココナッツオイル	大さじ1杯15g		
	キャノーラ油	大さじ1杯12g		
	オリーブオイル	大さじ1杯12g		
	マヨネーズ	大さじ1杯12g		
	砂糖	大さじ1杯9g		
	酢	大さじ1杯15g		
	しょうゆ	大さじ1杯18g		
	魚醤	大さじ1杯12g		125gでは、ガラクトオリゴ糖・ポリオールが許容量を超えるので注意
	トマトソース	大さじ1杯18g		
	オイスターソース	大さじ1杯18g		
	ウスターソース	大さじ1杯18g		105gでは、ガラクトオリゴ糖・ポリオールが許容量を超えるので注意
	マスタード	粒マスタード大さじ1杯15g		
	みそ	大さじ1杯18g		75gでは、フルクタンが許容量を超えるので注意
	マーマレード	大さじ1杯21g		
	メープルシロップ	大さじ1杯21g		
	カレー粉	大さじ1杯6g		
	とうがらし（粉末）	七味とうがらし大さじ1杯6g		
高FODMAP	トマトケチャップ	大さじ1杯18g	ガ **フ** 乳 果 ポ	13g（小1パック）なら食べてもOK
	はちみつ	大さじ1杯21g	ガ フ 乳 **果** ポ	7g（小さじ1）なら食べてもOK
	コーンシロップ（果糖ブドウ糖液糖としてジュースに入っている）	大さじ1杯21g	ガ **フ** 乳 果 ポ	20gなら食べてもOK
	固形スープの素	小1個4g	ガ **フ** 乳 果 ポ	2g以下なら食べてもOK
	バルサミコ酢	大さじ1杯18g	ガ フ 乳 **果** ポ	21g以下なら食べてもOK

※高FODMAP食品に含まれる、制限したい糖質を表示しています。

ガ……発酵性オリゴ糖のガラクトオリゴ糖

フ……発酵性オリゴ糖のフルクタン

乳……発酵性二糖類の乳糖（ラクトース）

果……発酵性単糖類の果糖（フルクトース）

ポ……発酵性ポリオール（ソルビトール、マンニトールなど）

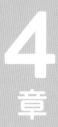

4章

不腸をリセットする食事

毎日の食事にとり入れやすい、腸によいメニューを紹介します。
朝食はパターン化しやすいもの、昼食はお弁当にもしやすいもの、
夕食は定番化しやすいものにしました。
腸によい食品にはマークをつけましたので、それも参考にしてください。

※腸によい以下の食品には、それぞれマークをつけました。

発……発酵食品
水……水溶性食物繊維を豊富に含む食品
オ……オリゴ糖を含む食品
3……オメガ3系脂肪酸を含む食品

〃お通じがよくなる〃

朝食で腸をオンに！

朝食は抜いたりせずに、体にスイッチを入れるために、きちんととりましょう。

朝食はパターンにしてリズムをつくろう

朝食をとると、腸が動き出す

朝食には、脳を活性化して体を目覚めさせ、眠っている間に低下していた体温を上げる効果がありますが、もう一つに、腸を動かすスイッチの役割もあります。

食べたものが胃に入ってくると、胃結腸反射が起き、腸が動き始めます。すると大腸のS状結腸にたまっていた前日の便も動き出し、便意をもよおしやすくなります。

また、腸が動き出すと副交感神経がはたらきだすので、気分をさわやかにする効果もあります。

朝食を抜いてしまうことが多い人は、食べるものをパターン化して、準備に時間をとらないようにしてみましょう。また、腸によい栄養をとって善玉菌にエサを与えれば、腸が活発にはたらき出し、不腸リセットにも効果的です。

朝の30分、朝食をとって、排便する時間をとれば、〝絶好腸〟になります。寝ていたほうがいいなんてことはありませんよ。

便秘(下痢)に効果的な朝ルーティーン

コップ1杯の水を飲む

朝起きてすぐにコップ1杯の水を飲みます。胃に水が入ってくると、水の重みで大腸を押し、腸が動き出します。水を飲むときは、少しずつ飲むと胃から小腸へ水が流れてしまうので、一気に飲むのがポイントです。

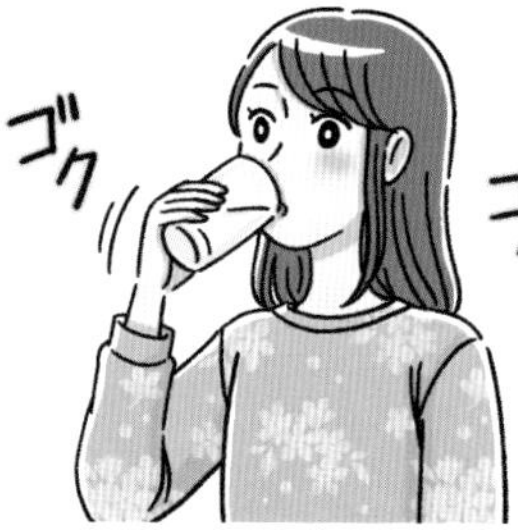

朝食をとる

胃に食べ物が入ってくると、腸が動き出し、大腸にたまっていた便も動き出します。朝が苦手で食べる時間がとれないなら、バナナやヨーグルトなど、すぐに食べられるものを食べて腸を動かしてみましょう。

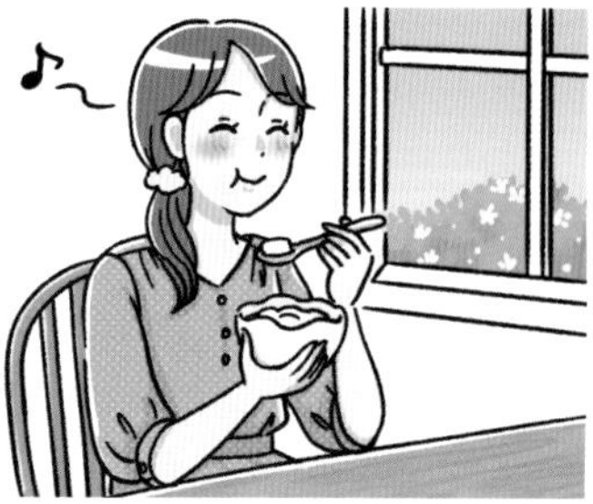

とりあえず5分トイレに座る

便意をもよおさなくても、とりあえず毎日決まった時間にトイレに行き、5分間座ってみましょう。座るときのポイントは、かかとを上げて前傾姿勢になること。こうすることで直腸から肛門までがまっすぐになり、便が出やすくなります。

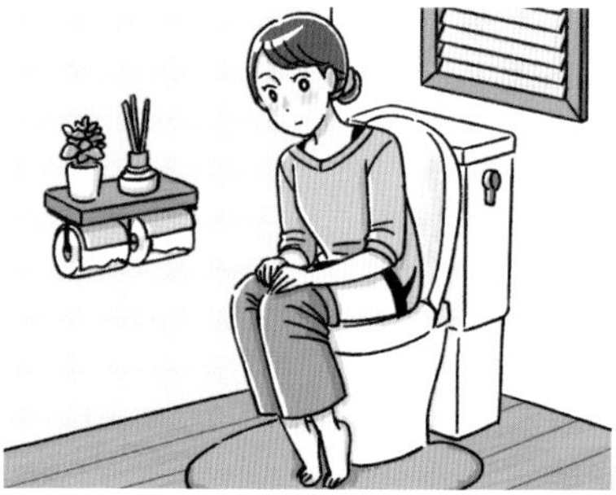

冷たい水を手や顔にかける

トイレに座る前に、冷たい水を手にかけたり、洗顔したりしてみましょう。冷たさを感じると自律神経が反応し、腸にも作用を及ぼすため、便意をもよおすことがあります。

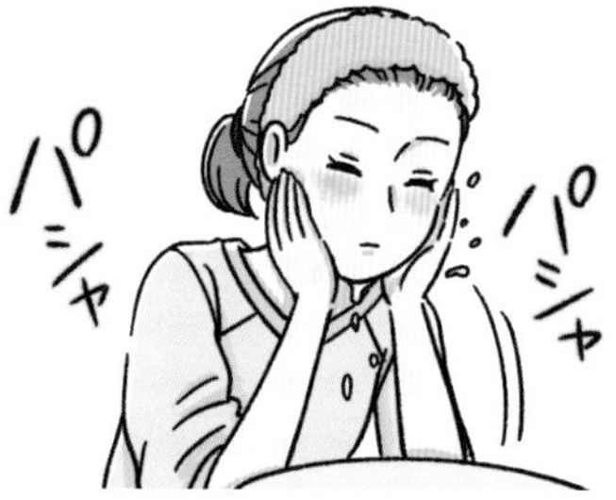

朝食ルーティーン メニュー❶	オリゴ糖 ＋ 発酵食品

玉ねぎ納豆

玉ねぎで食感がよくなり、栄養もプラス！

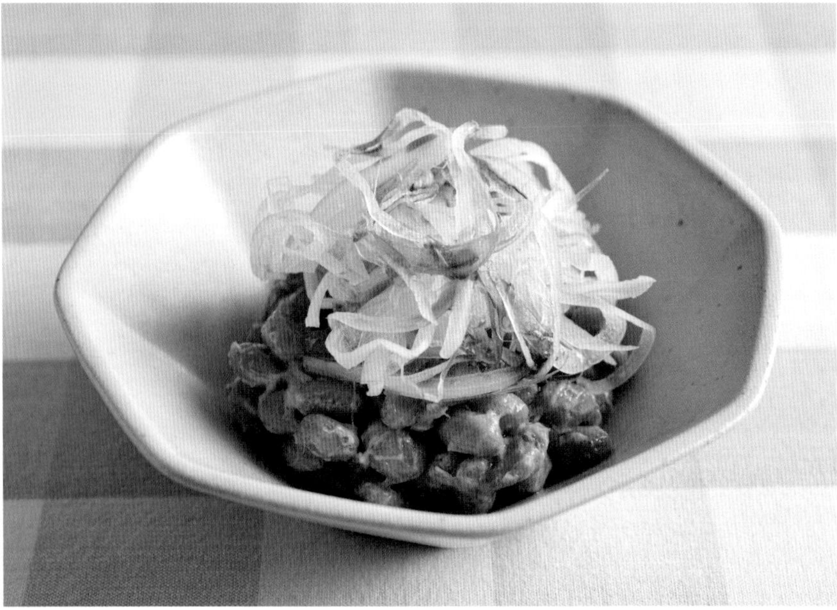

材料（2人分）

- オ 玉ねぎ……1/6個（30g）
- 発 納豆……2パック（45g×2）
- しょうゆ……適量

[1人分98kcal　塩分0.4g]

作り方

1 玉ねぎは薄切りにして水に5分ほどさらし、水気をきる。

2 器に納豆と**1**を盛りつけて、しょうゆをかけて食べる。

memo　玉ねぎの辛みが苦手な人は、
玉ねぎを大根おろしに変更してもオリゴ糖がプラスできます。

朝食ルーティーン メニュー❷	オメガ3系脂肪酸 ＋ オリゴ糖

さば缶そぼろ

ご飯のお供にぴったり。作っておくと便利です。

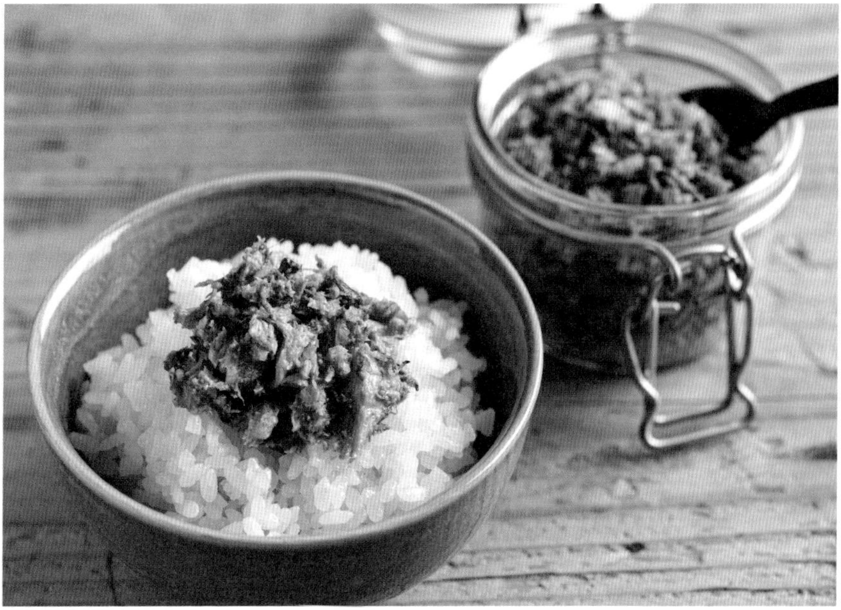

材料（2人分）

3 さば缶（水煮）……… 1缶（200g）
オ 玉ねぎ……………… 1/4個（50g）
しょうが……………… 1かけ（10g）
ごま油……………………… 小さじ1
A「しょうゆ、砂糖……… 各大さじ1/2
A」酒……………………… 小さじ1
［全量234kcal　塩分1.5g］

作り方

1 玉ねぎは粗みじん切りに、しょうがはみじん切りにする。さば缶は汁気をきる。

2 フライパンにごま油を中火で熱し、玉ねぎ、しょうがを入れて炒める。しんなりしたらさば缶を加えてほぐしながら炒め、Aを加えて汁気がなくなるまで炒める。

memo よく冷ましてから保存容器に入れて冷蔵庫へ。5日ほど保存可能です。
ツナ缶（水煮）でもおいしく作れます。

朝食ルーティーン
メニュー❸

水溶性食物繊維 ＋ 発酵食品

めかぶキムチ丼

栄養満点の組み合わせ。よく混ぜて召し上がれ。

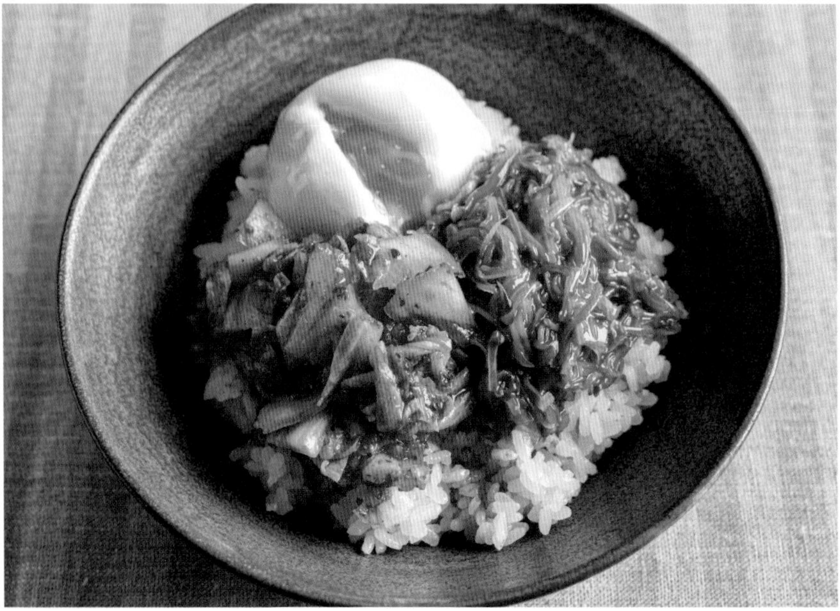

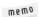

材料（2人分）

水 めかぶ…………2パック（40g×2）
発 キムチ…………………………60g
温泉卵…………………………2個
ご飯…………………150g×2
しょうゆ………………………適量
［1人分356kcal　塩分1.7g］

作り方

1 器にご飯を盛り、めかぶ、キムチ、温泉卵をのせて、しょうゆをかけて食べる。

memo
めかぶやもずくなどの海藻類には、水溶性食物繊維がたっぷり。
毎朝食べる習慣をつけると腸内の善玉菌を増やすのに役立ちます。

朝食ルーティーンメニュー❹	水溶性食物繊維 ＋ オメガ3系脂肪酸

しめじ、ブロッコリー、アボカドのマリネ

アマニ油とアボカドは好相性。油のくせが気になりません。

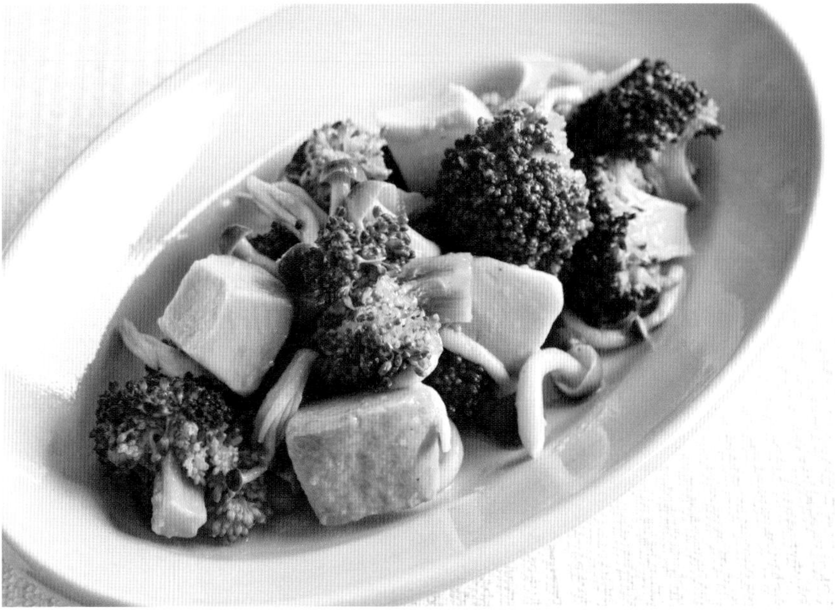

材料（2人分）

	しめじ	½袋（50g）
水	ブロッコリー	⅓株（80g）
水	アボカド	½個（70g）
A	3 アマニ油	大さじ1
A	酢	小さじ2
A	塩	小さじ⅓
A	こしょう	少々

［1人分141kcal　塩分0.8g］

作り方

1 しめじとブロッコリーは小房に分ける。アボカドは一口大に切る。

2 耐熱ボウルにしめじとブロッコリーを入れ、ラップをして電子レンジ（600W）で2分30秒加熱する。しんなりしたら水気をふき取り、アボカド、**A**を加えてあえる。

memo　アマニ油は加熱に弱いので、生のまま使います。少しくせのある油ですが、アボカドと相性がよいので、一緒に使うとアレンジの幅が広がります。

朝食ルーティーン メニュー❺	水溶性食物繊維 ＋ オリゴ糖 ＋ 発酵食品

かぼちゃとカマンベールチーズのサラダ

カマンベールチーズ＋ヨーグルトでコクのある味わいに。

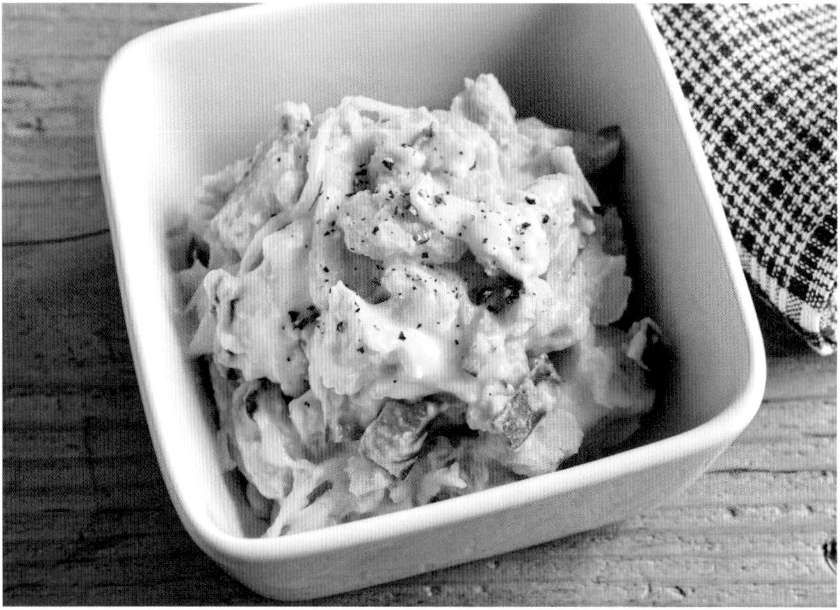

材料（2人分）

- 水 かぼちゃ……200g
- オ 玉ねぎ……¼個（50g）
- 発 カマンベールチーズ…½箱（50g）
- A ［発 プレーンヨーグルト…大さじ4／塩……小さじ¼］
- 粗びき黒こしょう……少々

［1人分196kcal　塩分1.2g］

作り方

1. かぼちゃは一口大に切る。玉ねぎは薄切りにして水に5分ほどさらし、水気をきる。カマンベールチーズは一口大にちぎる。
2. 耐熱ボウルにかぼちゃを入れ、ラップをして電子レンジ（600W）で4～5分加熱する。ざっくりとつぶして、玉ねぎを加えて混ぜる。粗熱が取れたらチーズ、**A**を加えてあえる。器に盛り、黒こしょうをふる。

memo　ヨーグルトは調味料のように使うこともできます。
マヨネーズやケチャップに混ぜると味がまろやかになります。

朝食ルーティーン メニュー❻	水溶性食物繊維 ＋ オリゴ糖

ごぼうのピクルス

食物繊維が豊富な野菜で、保存食を作っておきましょう。

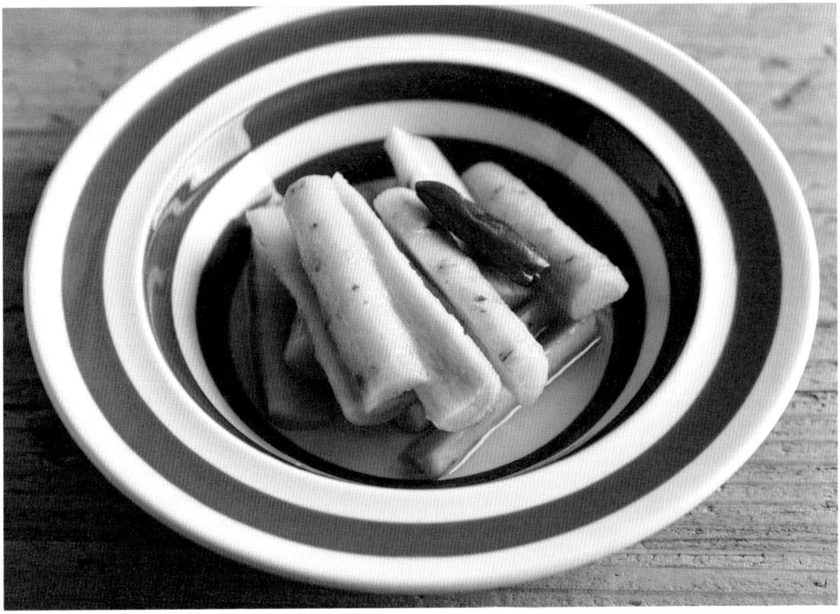

材料（2人分）

水	ごぼう	100g
A	水	½カップ
A	酢	大さじ5
A	オ はちみつ	大さじ1½
A	赤唐辛子（種を除く）	1本
A	塩	小さじ½

［1人分94kcal　塩分1.2g］

作り方

1 ごぼうは皮をこそげて5㎝長さに切り、縦半分に切って水に5分ほどさらし、水気をきる。

2 耐熱ボウルにAを混ぜ合わせ、1を入れ、ラップをしないで電子レンジ（600W）で5分加熱し、そのまま粗熱を取る。

memo よく冷ましてから保存容器に入れて冷蔵庫へ。5日ほど保存可能です。れんこん、セロリもピクルスにおすすめです。電子レンジの加熱時間は、ごぼうよりやや短め（3分ほど）でOKです。

朝食ルーティーン
メニュー❼

水溶性食物繊維 ＋ オリゴ糖 ＋ 発酵食品

オクラと玉ねぎのみそ汁

オクラのとろんとした口当たりがおいしい！

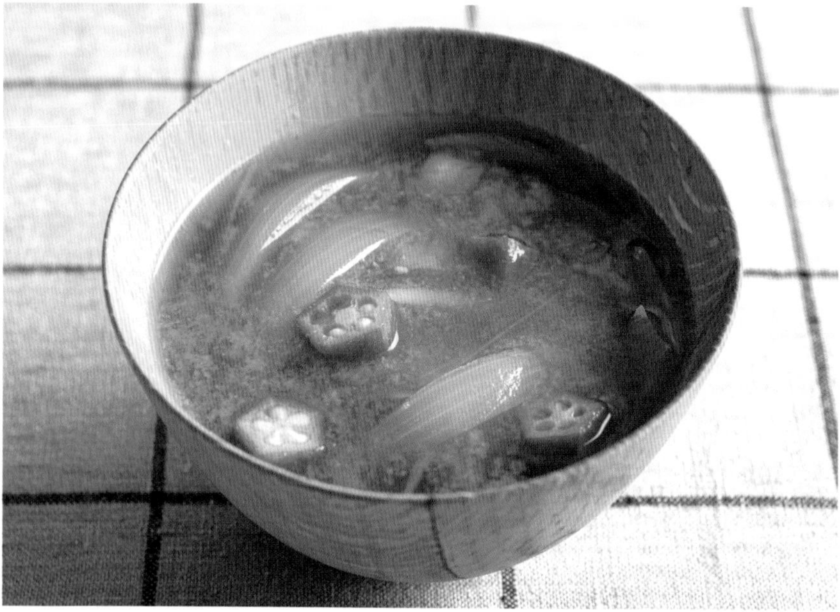

材料（2人分）

- 水 オクラ……………4〜5本（40g）
- オ 玉ねぎ……………$\frac{1}{2}$個（100g）
- だし汁……………2カップ
- 発 みそ……………大さじ1$\frac{1}{2}$

［1人分54kcal　塩分1.9g］

作り方

1. オクラは1㎝幅の小口切りにする。玉ねぎは6等分のくし形切りにする。
2. 鍋にだし汁を沸かし、**1**を入れてサッと煮て、みそを溶き入れて火を止める。

memo　オクラ以外にモロヘイヤ、わかめやアオサなどの海藻類にも水溶性食物繊維が豊富です。玉ねぎの代わりに大根でオリゴ糖をプラスしてもよいでしょう。

朝食ルーティーン メニュー❽	オリゴ糖 ＋ 発酵食品

バナナヨーグルトジュース

ジュースなら、毎朝の習慣にしやすい！

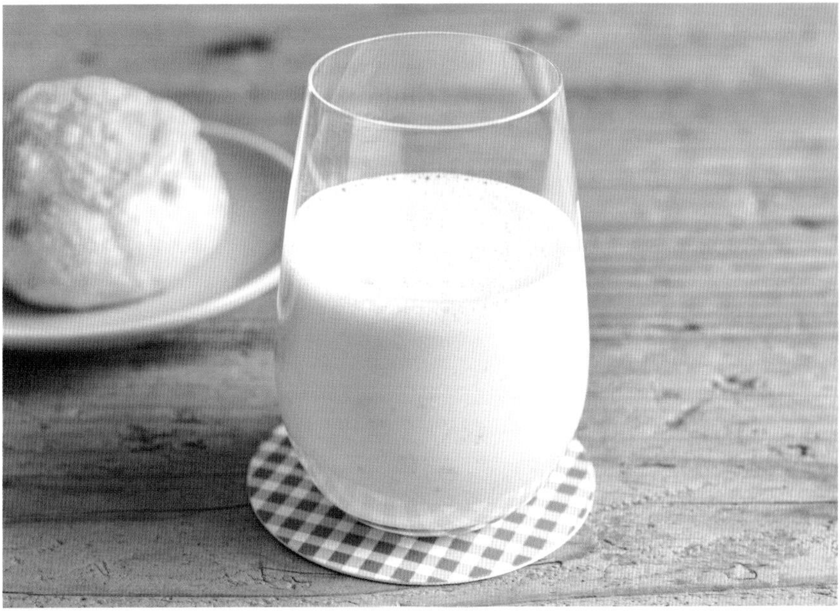

材料（2人分）

- オ バナナ……………1本（100g）
- 発 プレーンヨーグルト…………80g
- 牛乳……………$^{3}/_{4}$カップ
- オ はちみつ……………小さじ2

［1人分139kcal　塩分0.1g］

作り方

1 ミキサーにすべての材料を入れて、なめらかになるまでかき混ぜる。

memo　オリゴ糖を含むバナナには、水溶性食物繊維も豊富。キウイフルーツやパイナップルもオリゴ糖、水溶性食物繊維を含むので、はちみつと一緒にとると同じ効果が得られます。

〃腸を元気に！〃

昼食には野菜をプラス

昼食は丼物やパスタなど主食中心になりがち。野菜をプラスするのを意識してみて。

野菜が入っているかな？　とチェック

野菜から食物繊維を補給

腸によい食事を心がけるなら、昼食でいかに野菜をとるかがカギになります。

昼食は簡単にすませたい人が多いせいか、ご飯やパン、パスタなど主食中心のメニューになり、野菜不足になりがちです。野菜には、腸のはたらきを活性化するのに役立つ食物繊維が豊富に含まれているので、昼食で必ず野菜をとるように心がけてみましょう。

野菜は１日あたり３５０ｇ（緑黄色野菜１２０ｇ、淡黄色野菜２３０ｇ）以上をとるのがよいとされていますが、実際に調査をしてみると、その量には達していないのが現状です。毎回の食事で、無理なく習慣的に野菜をとる方法を探してみましょう。

何を食べるかも大切ですが、自分のライフスタイルに合う方法を見つけることも、習慣化するうえでは重要です。無理しなければ続かないような方法では習慣にはなりにくく、〝絶好腸〟をキープできなくなりますからね。

野菜不足解消アイデア

野菜不足を解消するために、日頃から常備しておくと便利なものを紹介します。
常備菜を作るのは面倒……という人でもできるので、ぜひとり入れてみてください。

ゆで野菜を常備

ブロッコリー、ほうれん草、オクラなど、ゆでてあるだけで便利。ゆでた野菜はざるに上げてしっかり水けをきり、粗熱をとってから保存容器に入れて野菜室で保存しましょう（4～5日間を目安に食べきる）。

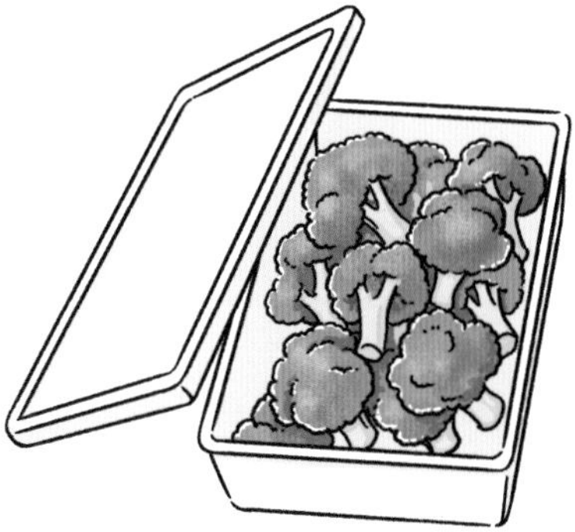

冷凍野菜

市販の冷凍野菜を常備しておくのも手です。水溶性食物繊維が豊富なきざみオクラやアボカド、山芋（とろろ）などは納豆に混ぜてもよく、使いやすくておすすめです。

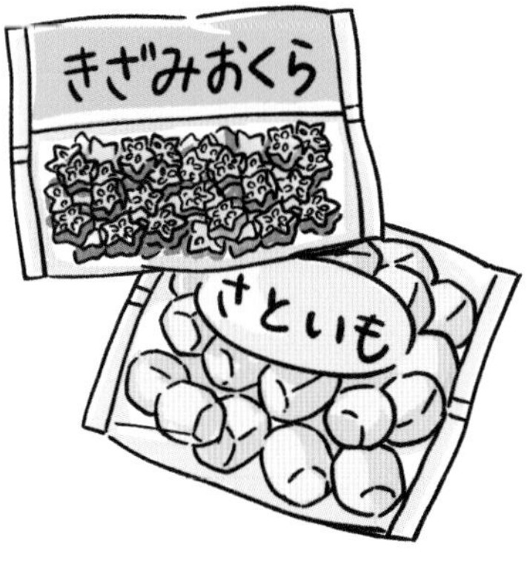

乾物

乾物の切り干し大根やカットわかめは、保存がきいて便利。料理が苦手な人でも、みそ汁の具にすれば、手軽に食物繊維を補給できます。

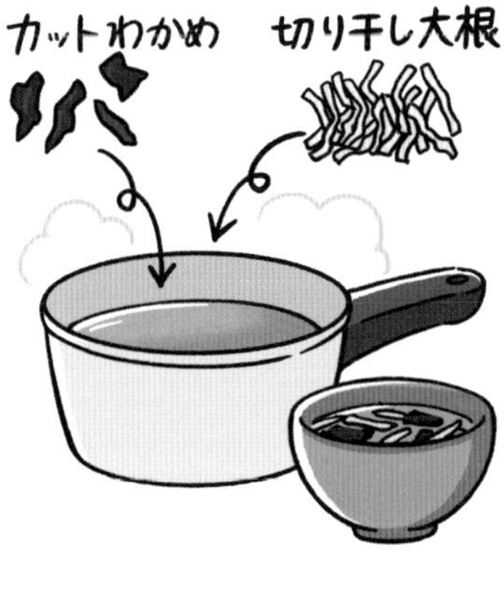

ランチメニュー❶ | オリゴ糖 ＋ 発酵食品

豚肉とキャベツのごまみそ炒め丼

キャベツ＋みその定番の炒め物は、腸によい組み合わせ！

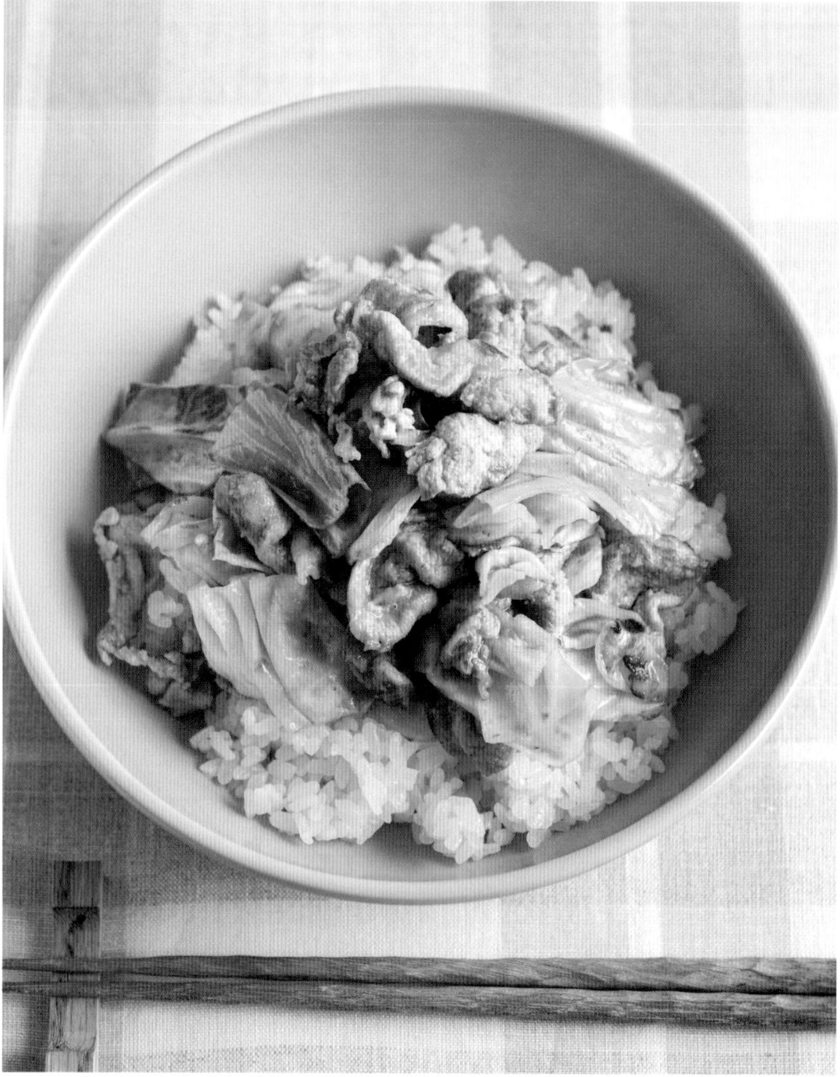

材料（2人分）

- 豚こま切れ肉……200g
- A［酒……大さじ½
- A［片栗粉……小さじ½
- [オ] キャベツ……⅛個（200g）
- サラダ油……大さじ½
- B［[発] みそ……大さじ2
- B［酒、白すりごま……各大さじ1
- B［砂糖……小さじ2
- ご飯……150g×2

［1人分608kcal　塩分2.4g］

作り方

1 豚肉は大きければ一口大に切って、**A**をもみ込む。キャベツは4～5㎝四方のざく切りにする。**B**は合わせておく。

2 フライパンにサラダ油を中火で熱し、豚肉を炒める。肉の色が変わったら、一度取り出す。

3 空いたフライパンにキャベツを入れて炒め、しんなりしたら**2**を戻し入れ、**B**を加えてサッとからめる。器にご飯を盛り、みそ炒めをのせる。

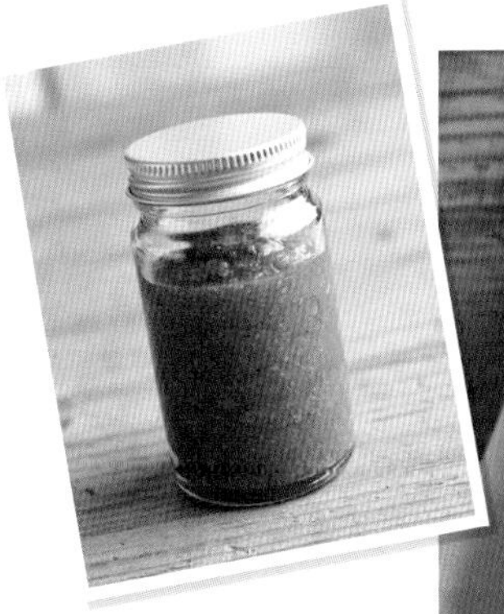

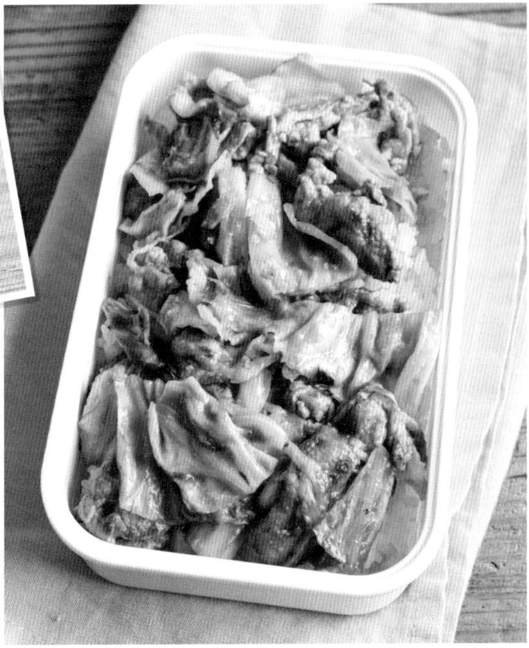

memo

みそベースの合わせ調味料（材料Bを合わせたもの）を多めに作っておくと便利。保存びんに入れて冷蔵庫で10日ほど保存できます。朝のお弁当作りにも重宝します。

ランチメニュー❷　オリゴ糖 ＋ 水溶性食物繊維

レンジタコライス

レンジで簡単に作れるタコミートは、覚えておくと大活躍！

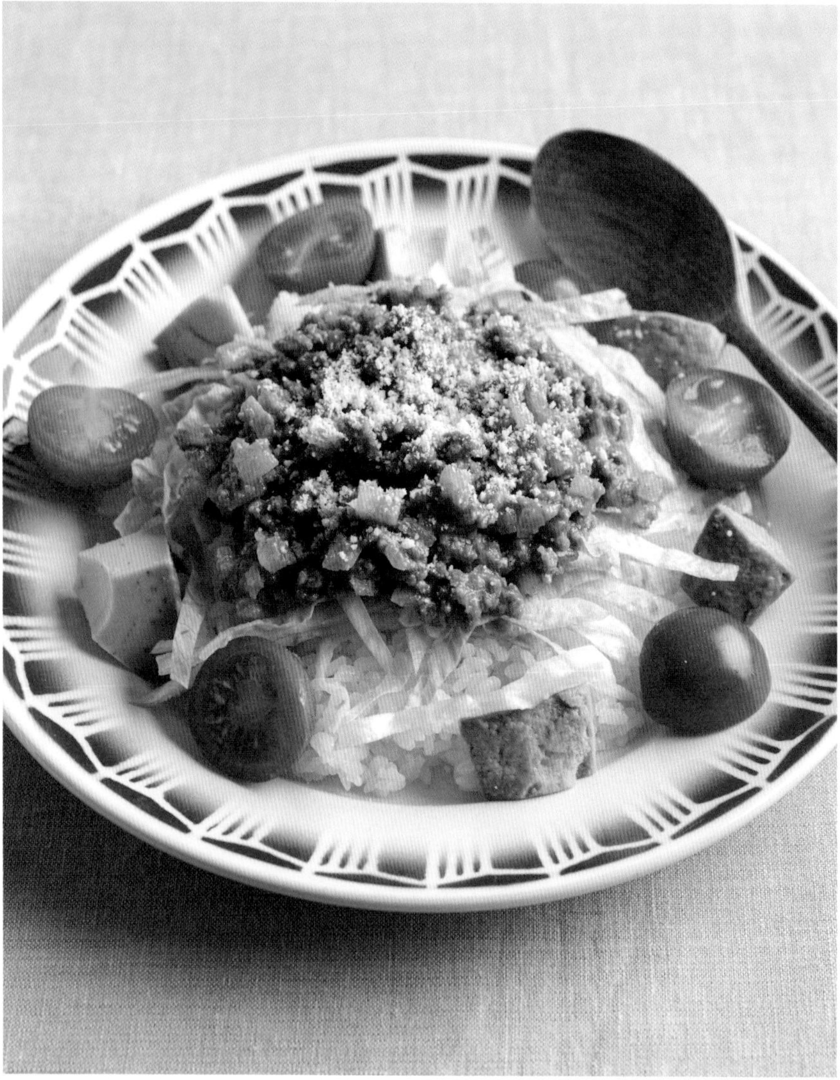

材料

● タコミート（作りやすい分量・3人分）

合いびき肉……300g
オ 玉ねぎ……小1個（150g）
A トマトケチャップ……大さじ4
中濃ソース……大さじ2
酒……大さじ1½
小麦粉……大さじ1
カレー粉……小さじ1
塩……小さじ⅓
こしょう……少々

● タコライス（2人分）

タコミート……⅔量
水 レタス……2枚（40g）
水 アボカド……½個（70g）
ミニトマト……6個
粉チーズ……適量
ご飯……150g×2
［1人分420kcal　塩分2.1g］

作り方

1 タコミートを作る。玉ねぎは粗みじん切りにする。耐熱ボウルに**A**を混ぜ合わせ、ひき肉、玉ねぎを加えてサックリと混ぜる。肉を厚みが均一になるようにボウルに広げ（写真a）、ラップをして電子レンジ（600W）で5～6分加熱する。熱が完全に通ったら、全体をよく混ぜる。

2 タコライスを作る。レタスは5㎜幅の細切りにする。アボカドは一口大に、ミニトマトは半分に切る。

3 器にご飯を盛り、レタス、**1**、アボカド、ミニトマトをのせる。粉チーズをふる。

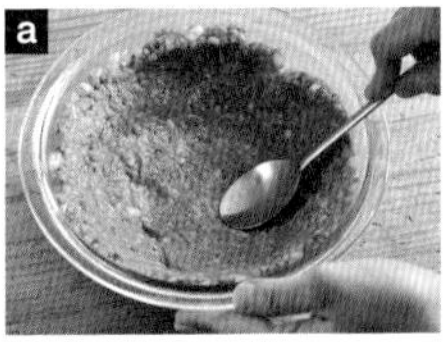

肉に均一に熱が通るように、スプーンなどを使ってボウルに広げる。

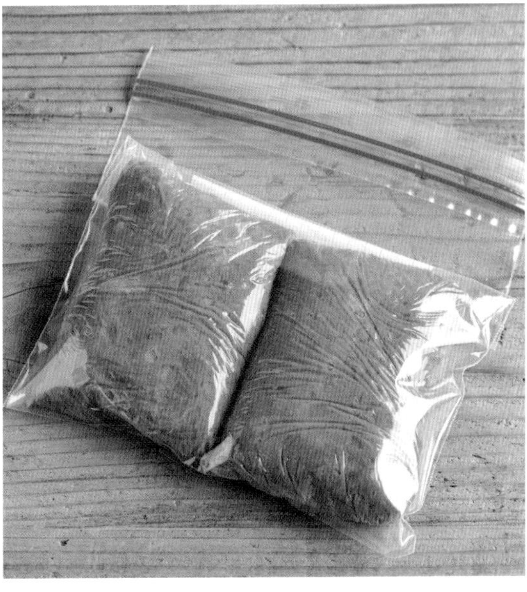

memo

タコミートは多めに作り、1回分ずつ小分けにしてラップで包み、冷凍用保存袋に入れて冷凍しておくと便利です（2週間保存可能）。パンやスパゲッティにのせたり、オムレツの具にしたりとアレンジできます。

ランチメニュー❸	水溶性食物繊維

鶏肉とごぼうの卵とじ丼

ごぼう＋めかぶで水溶性食物繊維たっぷり！

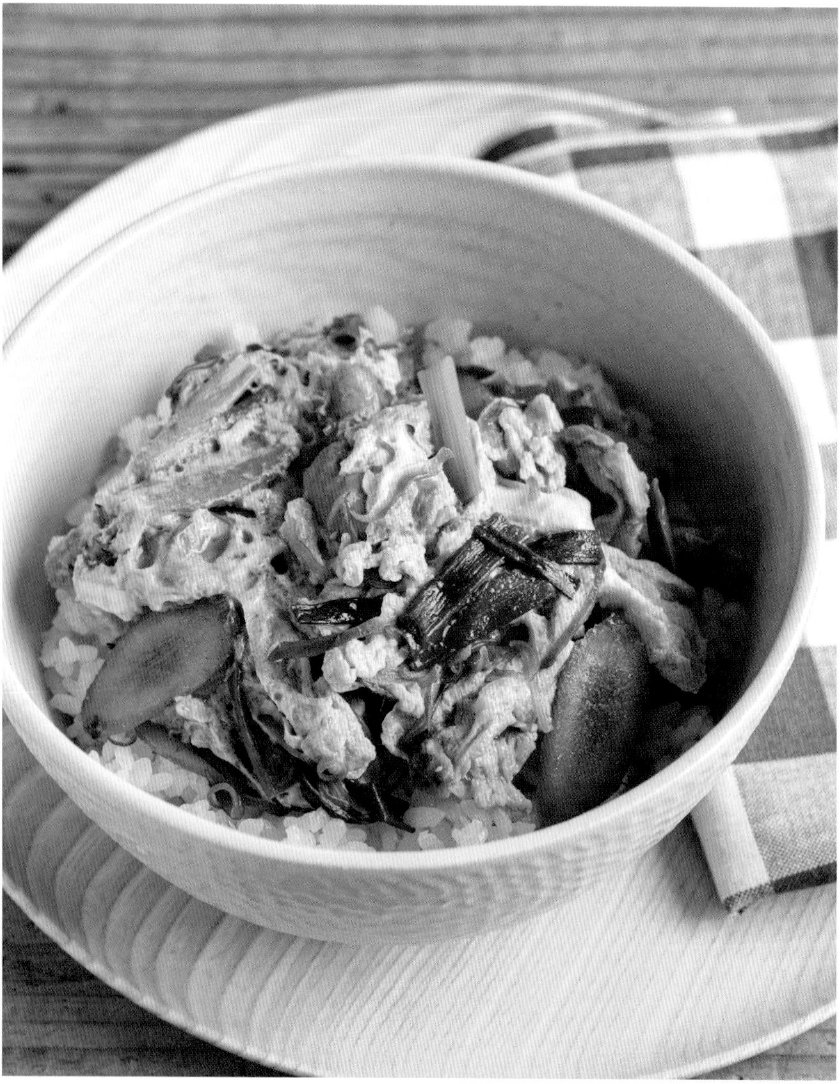

材料（2人分）

- 鶏もも肉……小1枚（200g）
- 水 ごぼう……80g
- 水 めかぶ……2パック（80g）
- 万能ねぎ……½袋（25g）
- 卵……2個
- A
  - 水……120mℓ
  - しょうゆ……大さじ2
  - 砂糖……大さじ1½
  - 酒、みりん……各大さじ1
- ご飯……150g×2

［1人分641kcal　塩分3.2g］

作り方

1 鶏肉は小さめの一口大に切る。ごぼうは斜め薄切りにして水に5分ほどさらし、水気をきる。万能ねぎは3cm長さに切る。卵は溶きほぐす。

2 フライパンにAを入れて中火にかけ、煮立ったら鶏肉、ごぼうを入れてふたをし、弱火で7〜8分煮る。火が通ったらめかぶ、万能ねぎを加えてサッと煮て、卵を回し入れる。ふたをして卵が好みのかたさに固まるまで1〜2分ほど煮て火を止める。

3 器にご飯を盛り、2をのせる。

memo

うどんにのせてお弁当にしても。めんつゆ（ストレート）を少量持って行き、食べる前にかけるとうどんがほぐれて食べやすくなります。

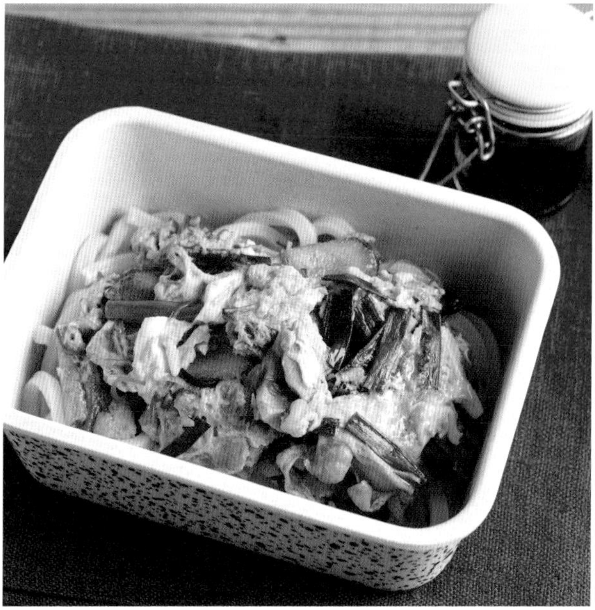

ランチメニュー❹ | 水溶性食物繊維 ＋ オリゴ糖

ツナとかぼちゃのトマトスパゲティ

野菜がたっぷりとれて、ビタミン補給にもおすすめ。

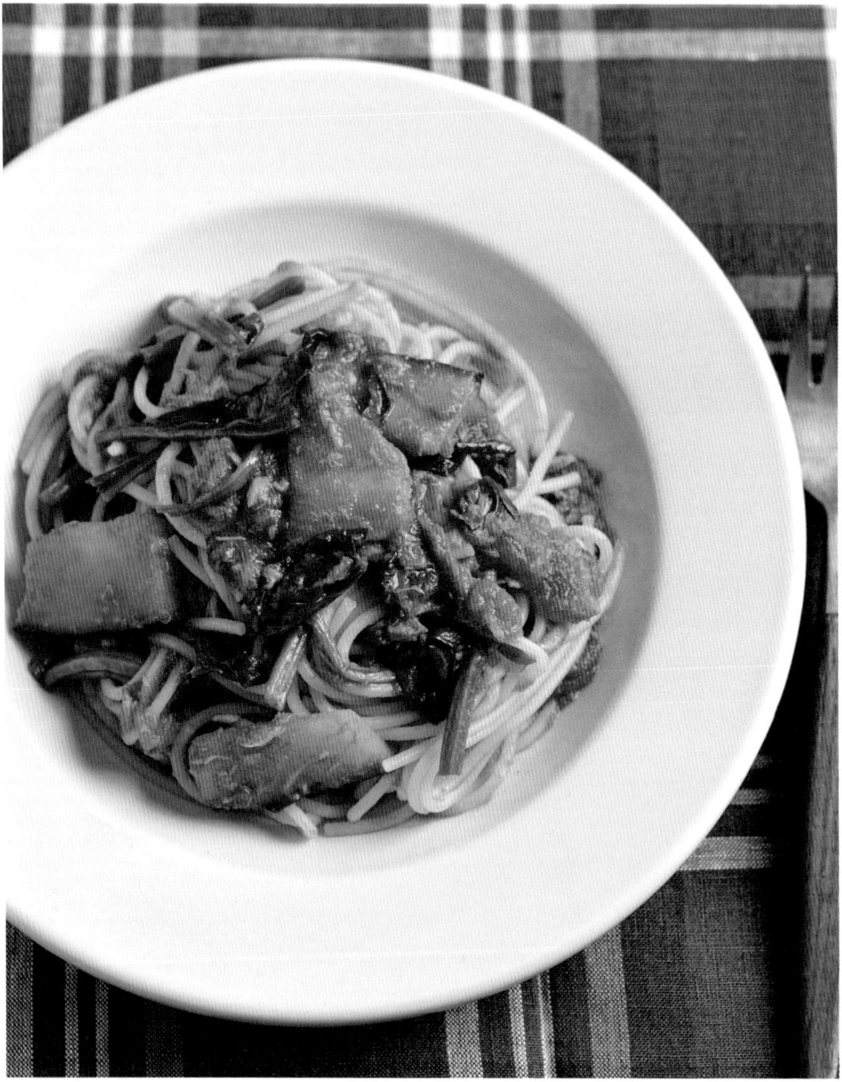

材料（2人分）

	ツナ缶（水煮）	1缶（70g）
水	かぼちゃ	100g
	ほうれん草	1/2袋（100g）
オ	にんにく	1かけ（10g）
	オリーブオイル	大さじ1
	ホールトマト缶	1缶（400g）
	塩	小さじ2/3
	こしょう	少々
	スパゲティ	160g

［1人分486kcal　塩分1.8g］

作り方

1 かぼちゃは7～8㎜厚さの一口大に切る。ほうれん草は5㎝長さに切る。にんにくは縦半分に切り、つぶす。

2 スパゲティは塩（分量外）を加えた湯で表示通りにゆでる。

3 フライパンにオリーブオイル、にんにくを入れて弱火にかける。香りが出たらかぼちゃを加えて炒め、トマト缶とツナ缶を汁ごと加える。塩、こしょうを加えてトマトをつぶし、ふたをして弱火で10分ほど煮る。

4 ほうれん草を加えてサッと煮て、**2**を加えてあえる。

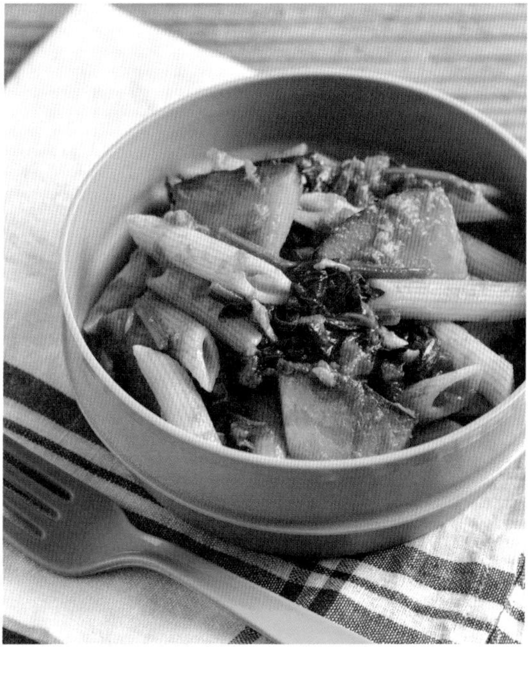

memo

お弁当に持って行くなら、ショートパスタ（ペンネやフジッリ）などにすると冷めてもおいしく食べられます。

ランチメニュー❺　水溶性食物繊維 ＋ オメガ3系脂肪酸

さばサンド

さば缶は、酢やマヨネーズの酸味と好相性！

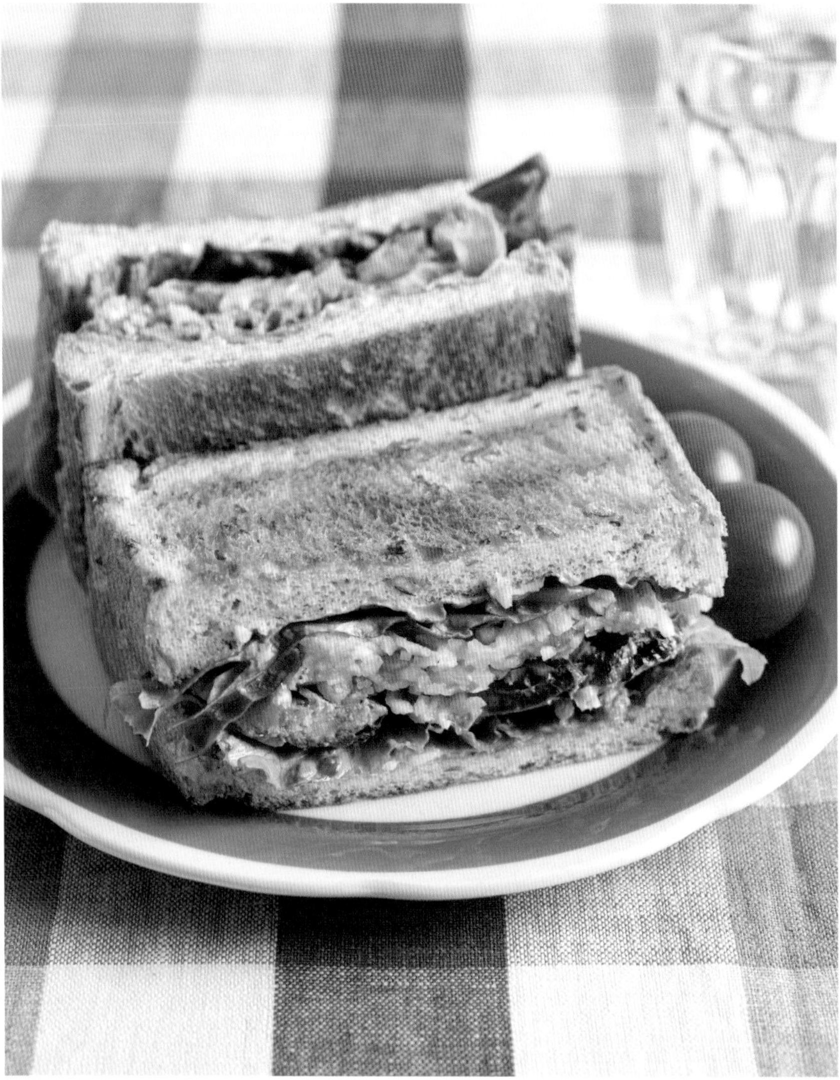

材料

●切り干し大根の甘酢漬け
（作りやすい分量・4人分）

- 水 切り干し大根……40g
- 水 にんじん……1/3本（60g）
- A 酢……大さじ3
- A 砂糖……大さじ1 1/2
- A 塩……小さじ1/4

●さばサンド（2人分）

- 水 ライ麦パン（6枚切り）……4枚
- 3 さば缶（水煮）……1缶（200g）
- 切り干し大根の甘酢漬け……1/2量
- グリーンカール……2枚（60g）
- ミニトマト……4個
- B マヨネーズ……大さじ2
- B ねりがらし……小さじ2/3

［1人分665kcal　塩分3.0g］

作り方

1 切り干し大根の甘酢漬けを作る。切り干し大根は水に20分ほどつけて戻し、水気をしぼって、ざく切りにする。にんじんはせん切りにして塩少々（分量外）をまぶし、10分ほどおいてしんなりしたら水気をしぼる。

2 ボウルに**A**を合わせ、**1**を入れてあえる。

3 さばサンドを作る。ライ麦パンはカリッとトーストして、片面に**B**を塗る。グリーンカール、**2**、汁気をきったさば、グリーンカールの順にのせて、もう一枚のパンではさみ、全体をラップで包んで重しをのせて5分ほどなじませる。

4 食べやすく切り、ミニトマトを添える。

memo

切り干し大根、にんじんには水溶性食物繊維も不溶性食物繊維も両方豊富に含まれています。甘酢漬けにして作りおきしておくと、つけ合わせに便利です。保存容器に入れて、冷蔵庫で5日ほど保存できます。

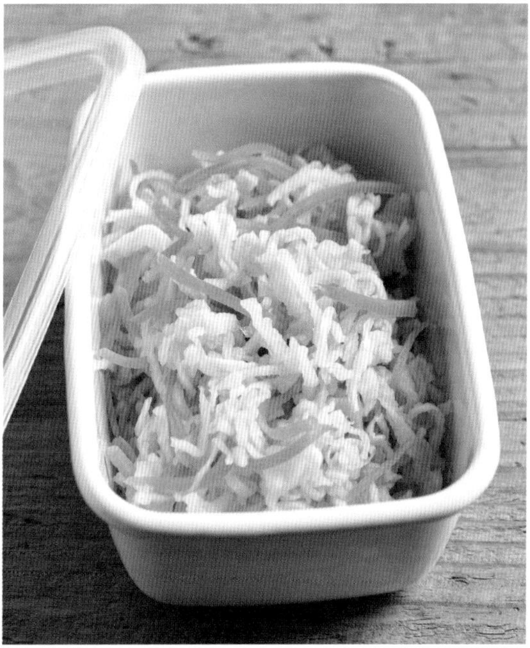

低FODMAP食の人にも!

ランチメニュー❻

水溶性食物繊維 ＋ 発酵食品

ベーコンとピーマンの炒めピラフ

アーモンドが味と食感のアクセントに。ぜひ入れてみて!

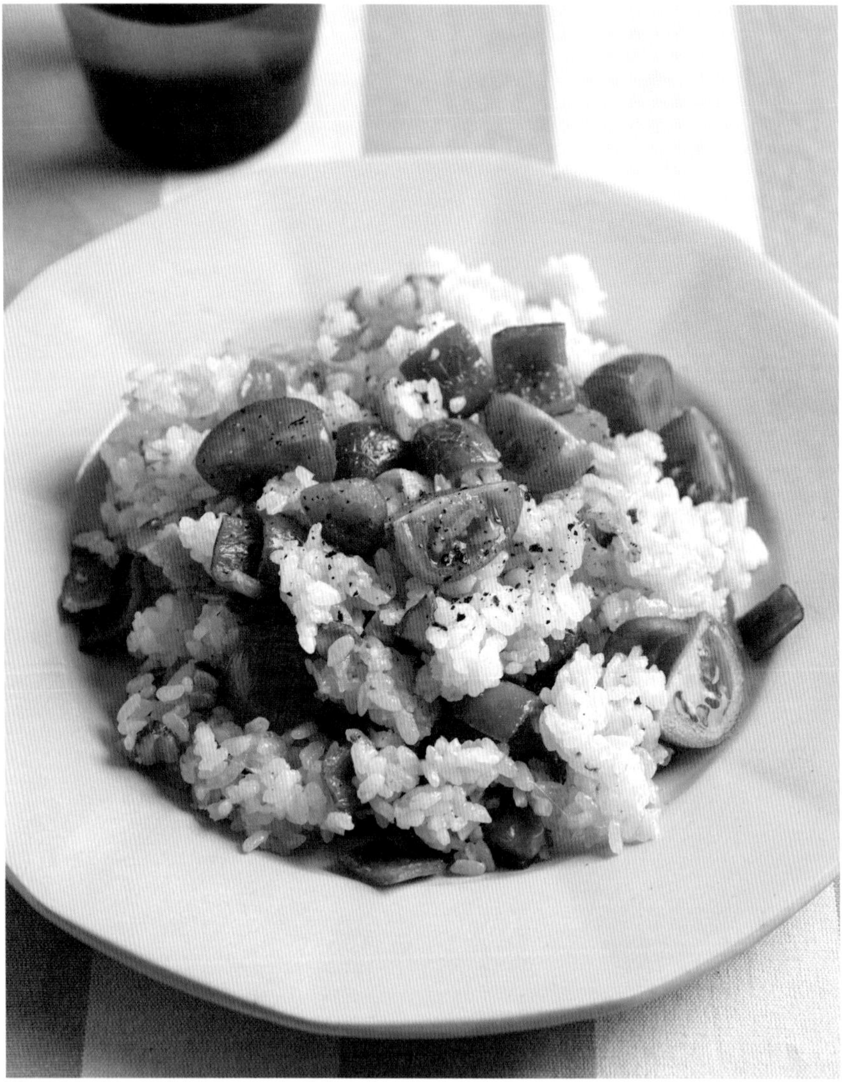

材料（2人分）

	ベーコン	3枚（60g）
水	ピーマン	2個（60g）
水	ミニトマト	6個
	アーモンド	20粒（20g）
	ご飯	400g
	オリーブオイル	大さじ1
	白ワイン	大さじ1
A	発 粉チーズ	大さじ2
A	塩	小さじ1/3
A	こしょう	少々

［1人分625kcal　塩分1.6g］

作り方

1 ベーコンは1cm幅に切る。ピーマンは1.5cm角に、ミニトマトは4等分に切る。アーモンドはざく切りにする。

2 フライパンにオリーブオイルを中火で熱し、ベーコンを炒める。脂が出てきたらピーマンを加えて炒め、しんなりしたらアーモンド、ご飯を加える。

3 白ワインを加えて炒め、パラッとしたらミニトマト、Aを加えてサッと炒め合わせる。

memo

Aを加えるタイミングで、カレー粉小さじ1を追加してカレー味にアレンジするものおすすめ。冷めてもおいしいので、お弁当向きです。

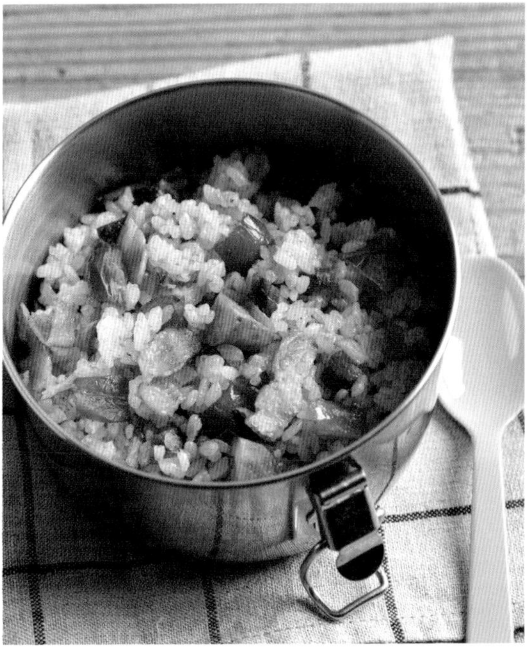

低FODMAP食の人にも!

ランチメニュー❼

水溶性食物繊維

ビビンバ

ごま油の香りが食欲をそそります。野菜をたっぷりのせてどうぞ。

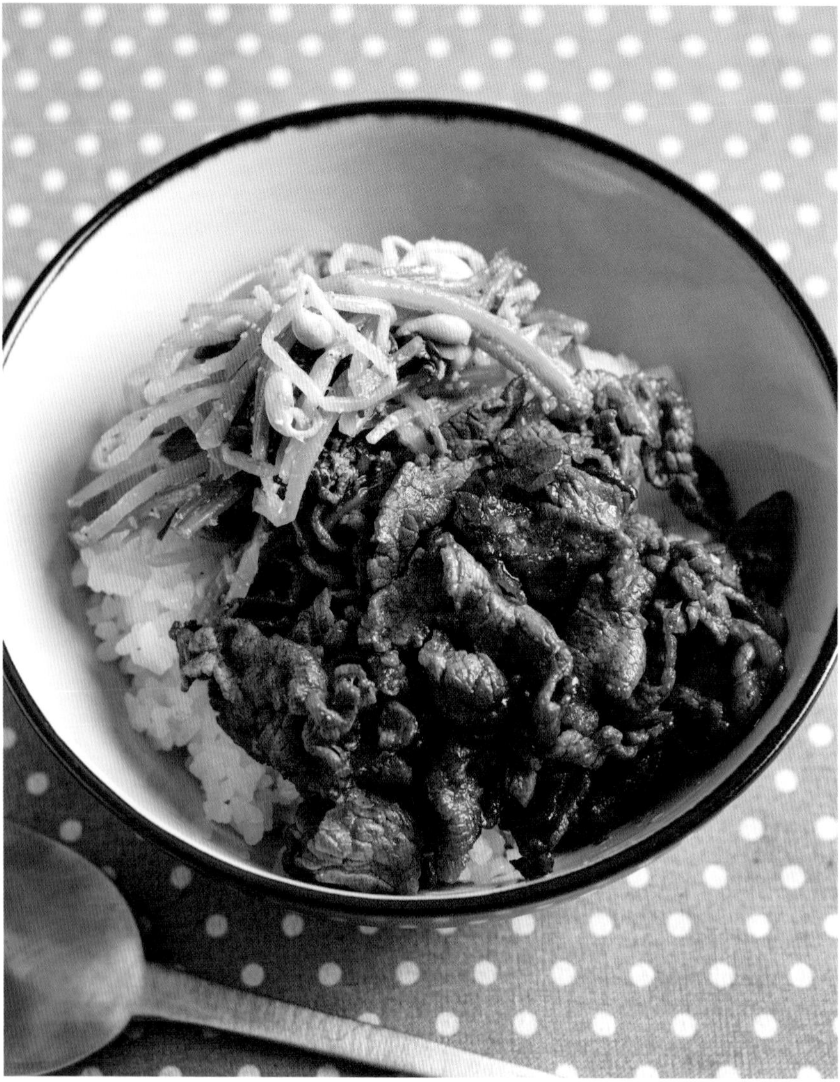

材料（2人分）

●野菜のナムル

ほうれん草……1/2袋（100g）
水 にんじん……1/6本（30g）
水 豆もやし……1/4袋（50g）
サラダ油……小さじ1
A 白すりごま、ごま油……各大さじ1
A 塩……小さじ1/3
A おろしにんにく……少々

●ビビンバ

牛切り落とし肉……200g
サラダ油……小さじ1
B しょうゆ、砂糖……各大さじ1 1/2
B 酒……大さじ1
ご飯……150g×2
［1人分699kcal　塩分2.9g］

作り方

1 野菜のナムルを作る。ほうれん草は5㎝長さに切る。にんじんはせん切りにする。豆もやしはできればひげ根を取る。

2 フライパンにサラダ油を中火で熱し、豆もやしを炒める。しんなりしたらほうれん草、にんじんを加えてサッと炒め、ボウルに移す。Aを加えてあえる。

3 ビビンバを作る。空いたフライパンにサラダ油を中火で熱し、牛肉を炒める。肉の色が変わったらBを加えてサッとからめる。

4 器にご飯を盛り、2、3をのせる。

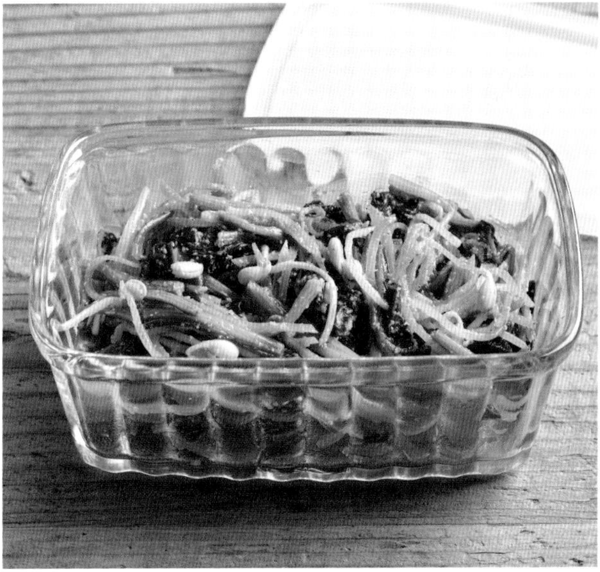

memo

手軽に食べられる野菜おかずとして、水溶性食物繊維が豊富な野菜（にんじん、ほうれん草、もやし、ピーマンなど）でナムルを作っておくと便利。

面倒くさがり屋さんもこれならできる!

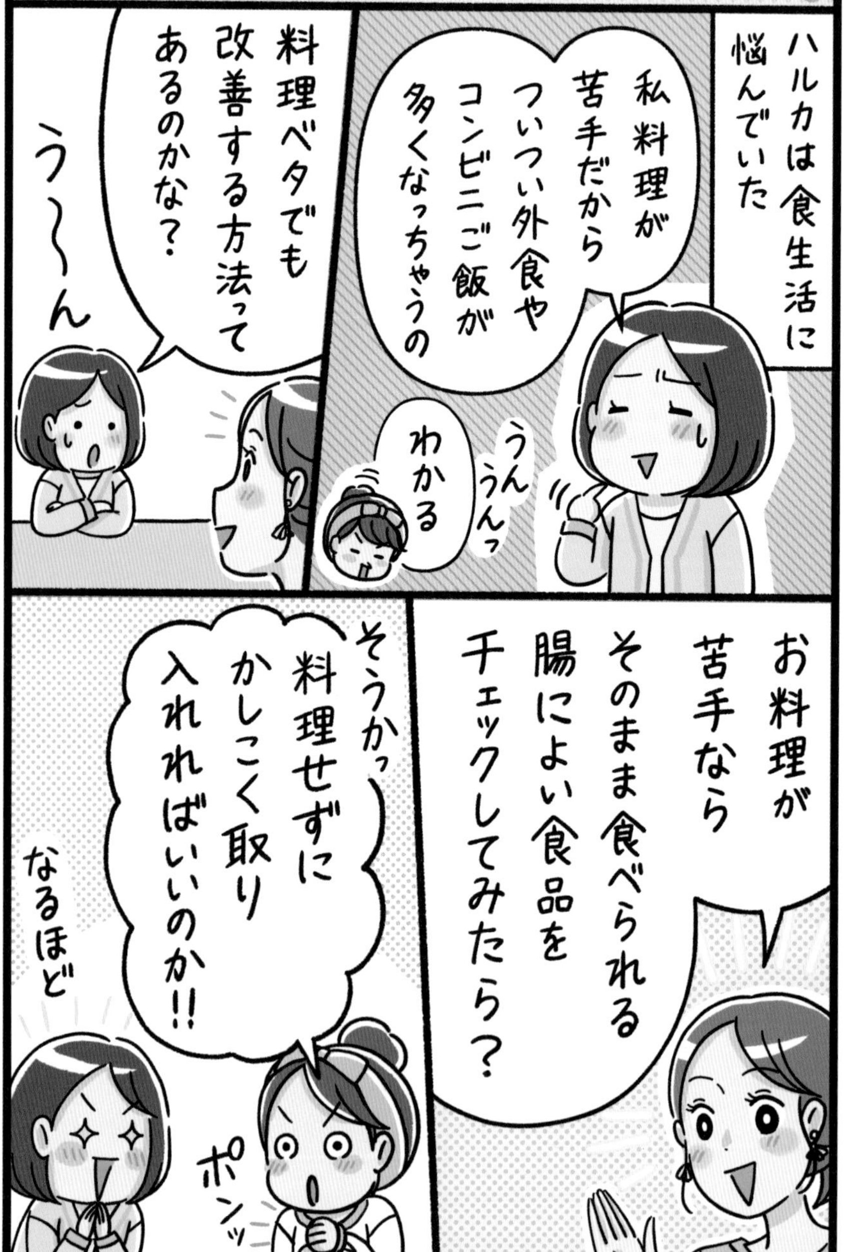
ハルカは食生活に悩んでいた
私料理が苦手だからついつい外食やコンビニご飯が多くなっちゃうの
うんうんっ
わかる
料理ベタでも改善する方法ってあるのかな?
う〜ん
お料理が苦手ならそのまま食べられる腸によい食品をチェックしてみたら?
そうかっ料理せずにかしこく取り入れればいいのか!!
なるほど
ポンッ

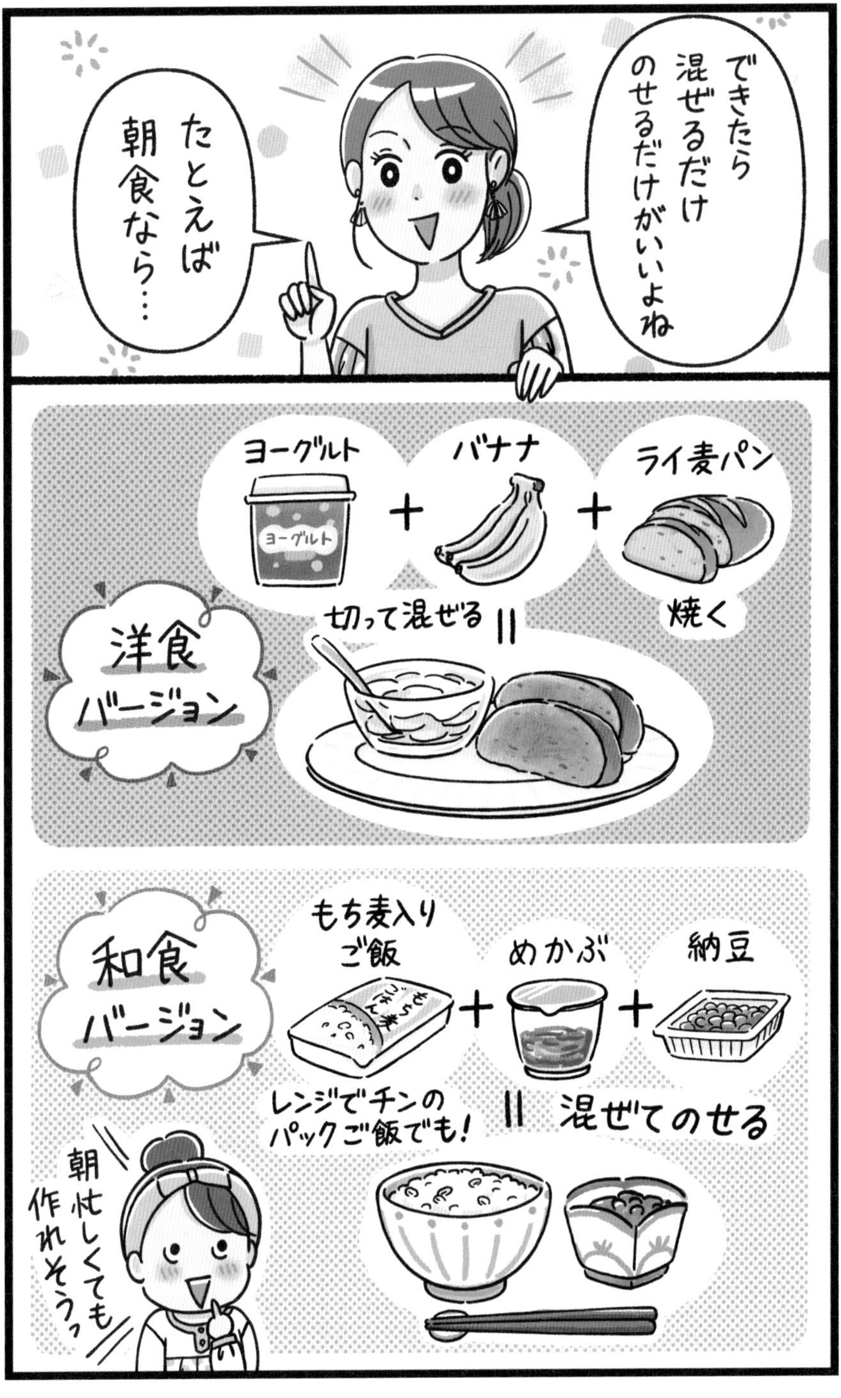
できたら
混ぜるだけ
のせるだけがいいよね
たとえば
朝食なら…
ヨーグルト
ヨーグルト
＋
バナナ
＋
ライ麦パン
焼く
切って混ぜる
＝
洋食バージョン
和食バージョン
もち麦入り
ご飯
＋
めかぶ
＋
納豆
レンジでチンの
パックご飯でも！
＝
混ぜてのせる
朝忙しくても
作れそうっ

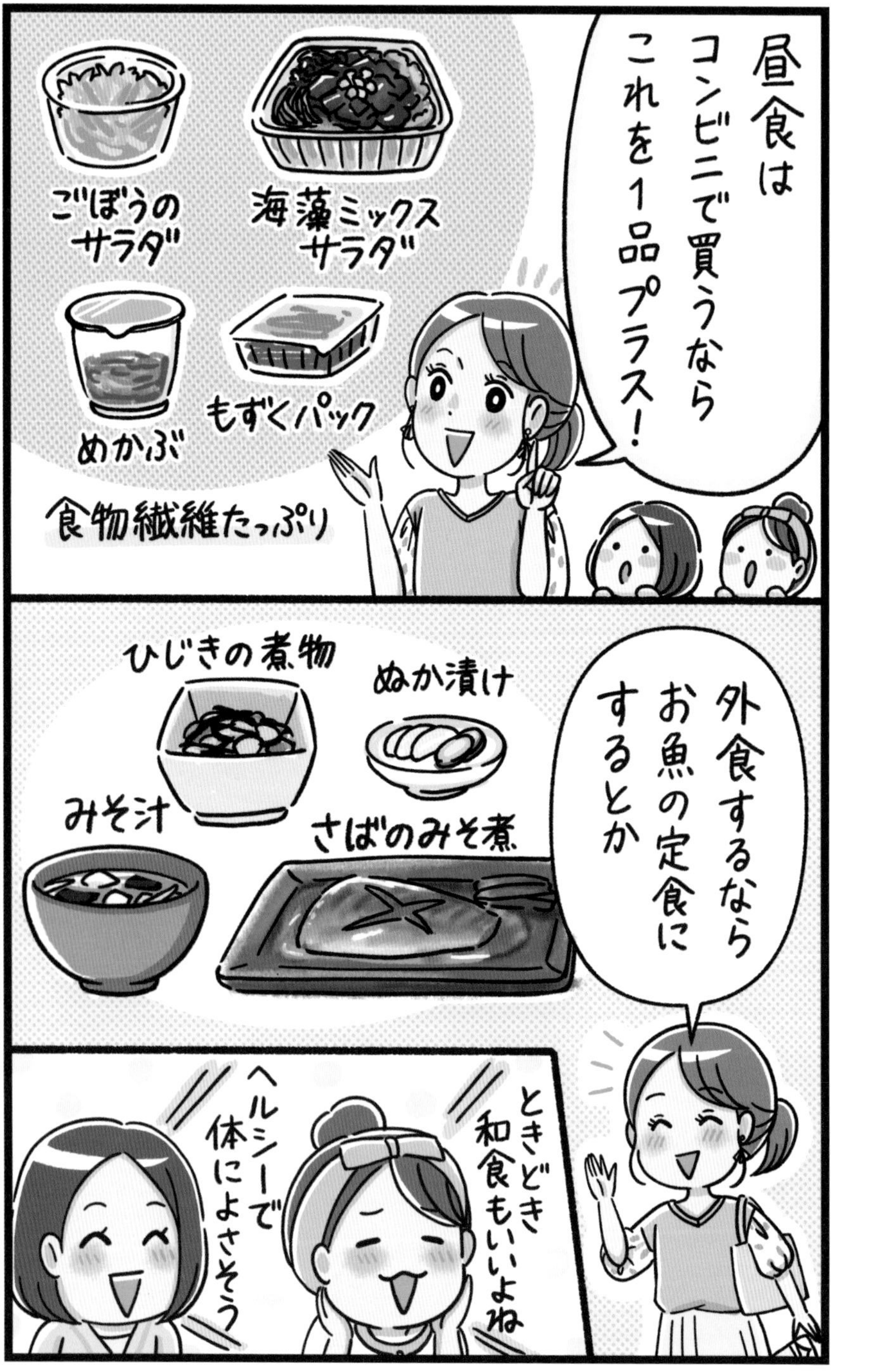
昼食は
コンビニで買うなら
これを1品プラス！
海藻ミックスサラダ
ごぼうのサラダ
もずくパック
めかぶ
食物繊維たっぷり
外食するなら
お魚の定食に
するとか
ひじきの煮物
ぬか漬け
さばのみそ煮
みそ汁
ときどき
和食もいいよね
ヘルシーで
体によさそう

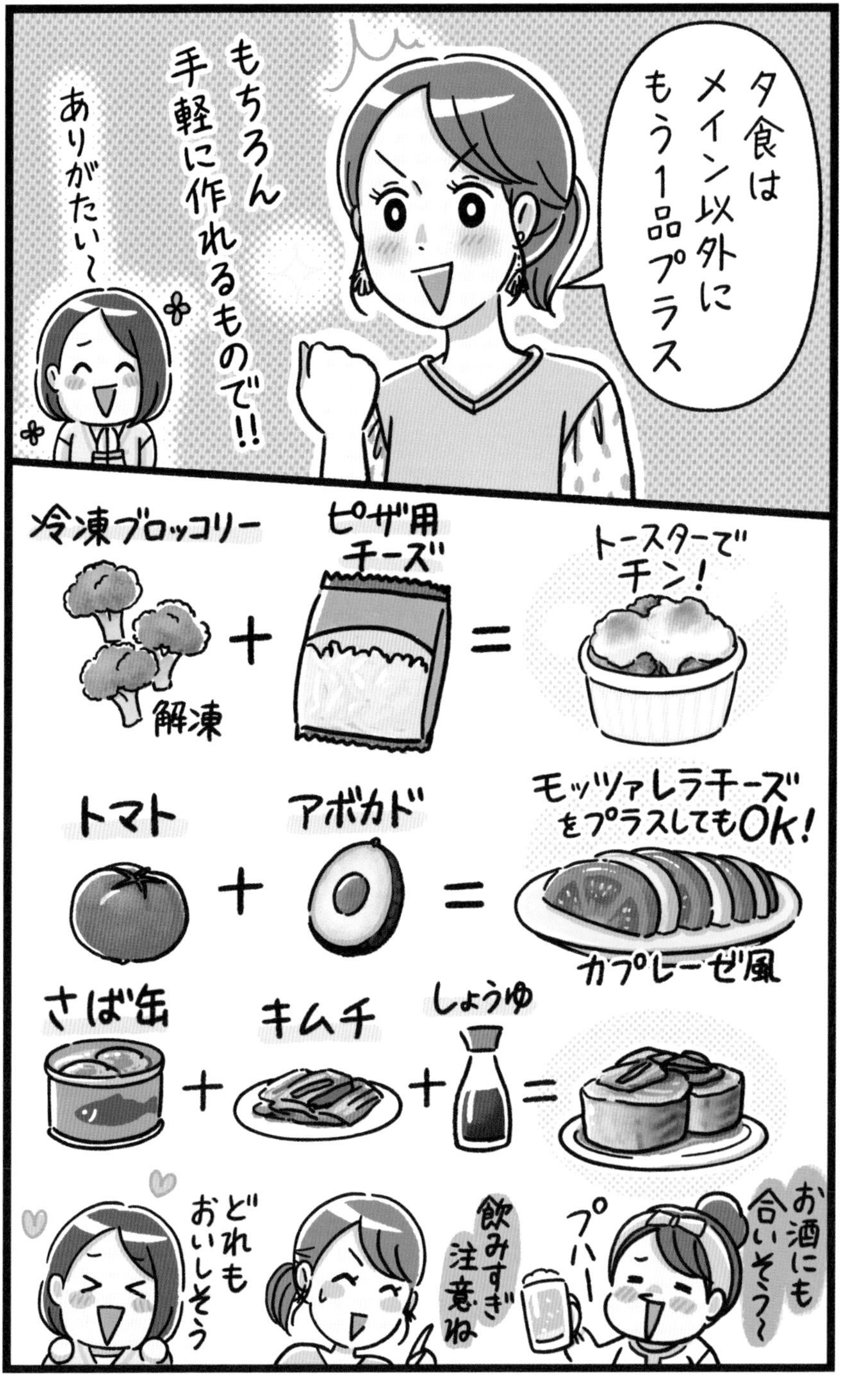
夕食は
メイン以外に
もう1品プラス
もちろん
手軽に作れるもので!!
ありがたい〜
冷凍ブロッコリー
解凍
ピザ用
チーズ
トースターで
チン!
トマト
アボカド
モッツァレラチーズ
をプラスしてもOK!
カプレーゼ風
さば缶
キムチ
しょうゆ
お酒にも
合いそう〜
プハー
飲みすぎ
注意ね
どれも
おいしそう

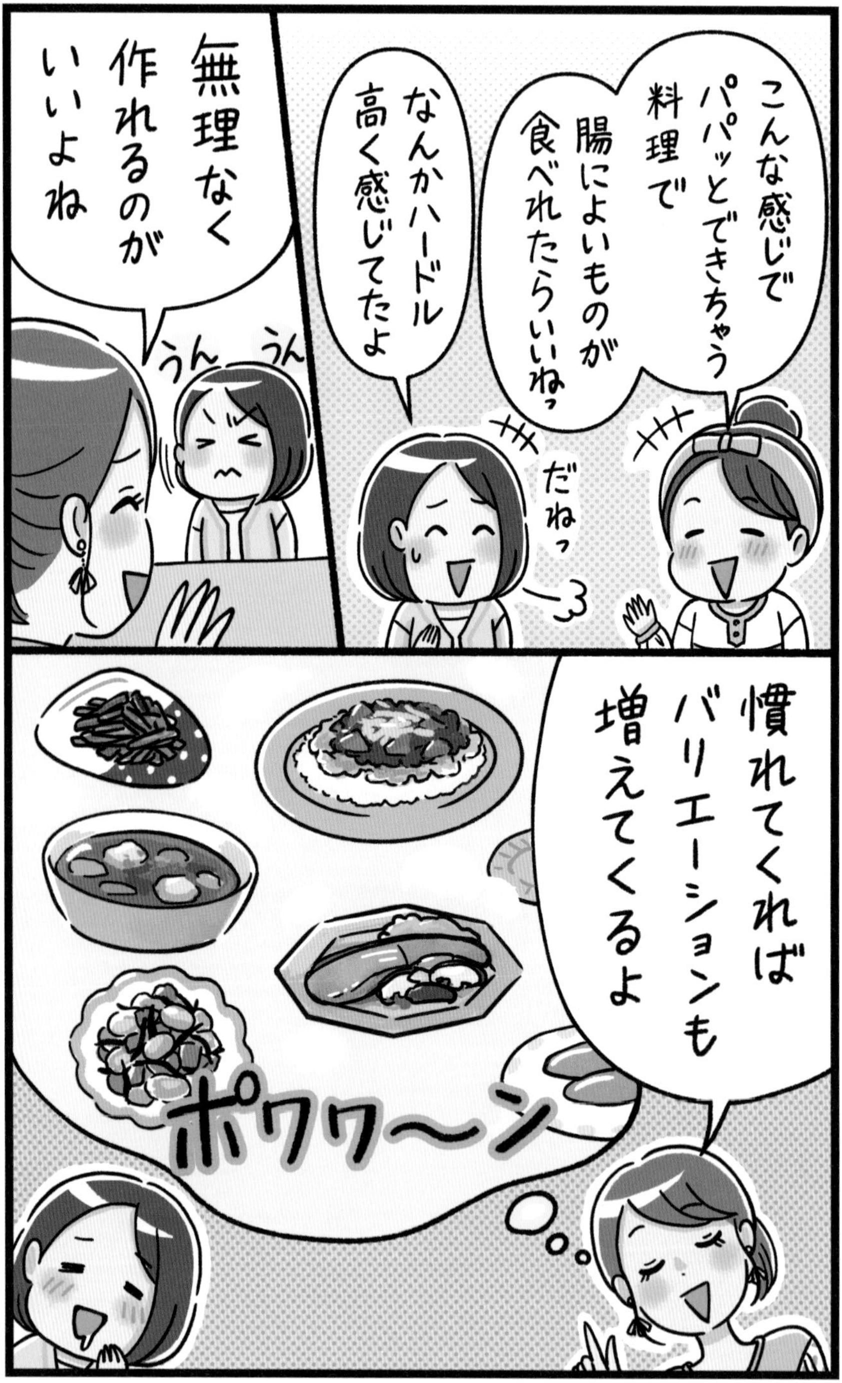
こんな感じでパパッとできちゃう料理で腸によいものが食べれたらいいねっ
だねっ
なんかハードル高く感じてたよ
無理なく作れるのがいいよね
うん うん
慣れてくればバリエーションも増えてくるよ
ポワワ〜ン

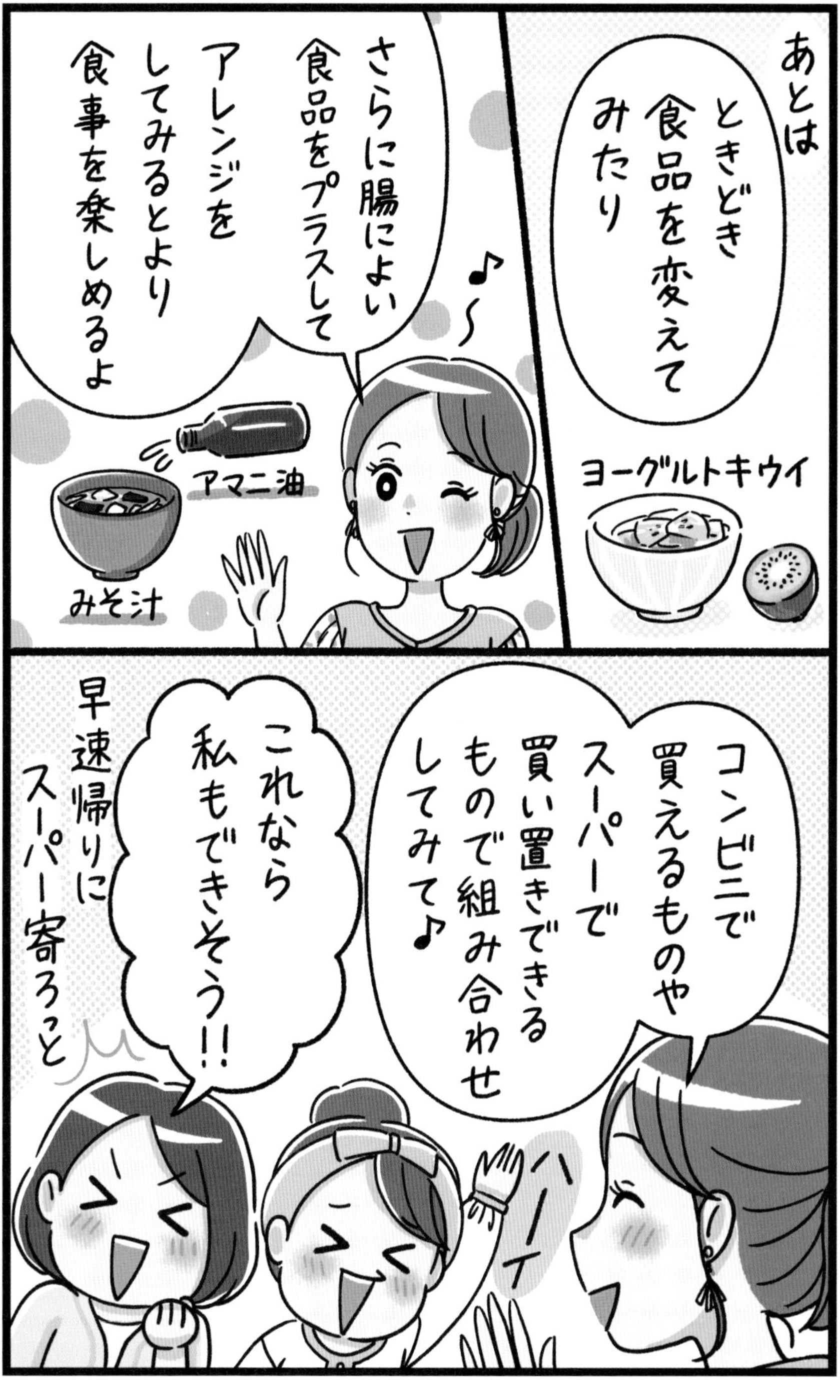
あとは
ときどき食品を変えてみたり
ヨーグルトキウイ
さらに腸によい食品をプラスしてアレンジをしてみるとより食事を楽しめるよ
アマニ油
みそ汁
コンビニで買えるものやスーパーで買い置きできるもので組み合わせしてみて♪
これなら私もできそう!!
早速帰りにスーパー寄ろっと
ハーイ

翌朝にひびかない

夕食のとり方

夕食のとり方に気をつけるだけで
腸のはたらきを活性化することができます。

夕食は、寝る4時間前までに

何も食べない時間が重要

夕食のとり方でもっとも重要なのは、寝る4時間前にすませ、寝る前に何も食べない時間を作ることです。

食べ物が胃に入ってから、小腸を通過して大腸まで送り込まれるには約4時間かかります。食後2時間で、胃や小腸の内容物を送り出すために筋肉の収縮が始まり、さらに2時間かけてすべてを大腸の入口に押し出します。この間に新たに食べ物が入ってくると、食べたものを大腸へ送り出す動きがストップしてしまい、便秘にもなりやすくなります。

また、寝る間際に夕食をとると、寝ている間にも消化・吸収しようと胃や腸がはたらき、睡眠の質も悪くなります。

もう一つ心がけたいのは、腹7分目です。これは夕食に限ったことではありませんが、腹7分目にすると消化が活発に行われ、睡眠時に空腹時間ができ、腸内環境がととのいます。

食べ過ぎも、食べなさすぎも便秘に！

不規則な食事は、腸に負担をかけ、便秘の原因になります。

食べ過ぎ

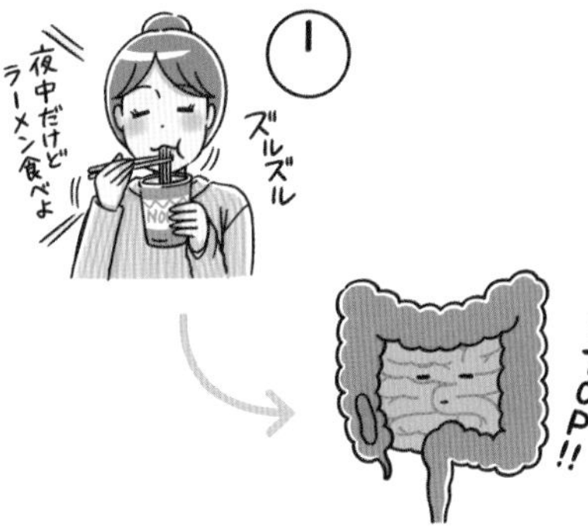

夕食を食べたのに夜遅い時間にまた食べると、消化物を大腸へ送り出す動きがストップしてしまい、便秘になりやすくなる。

食べなさすぎ

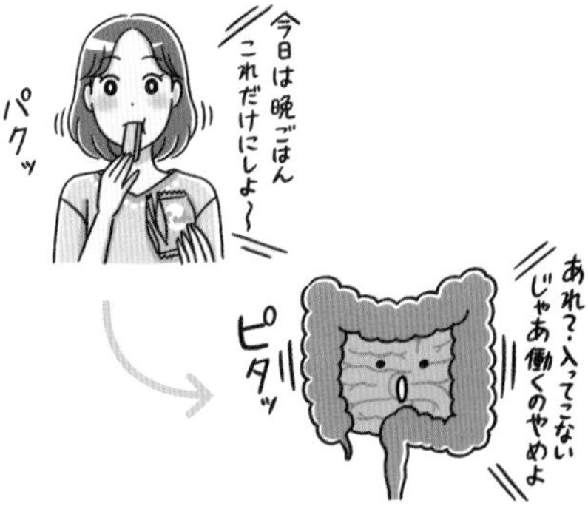

極端に食事の量が少なくなると、腸のぜん動運動が鈍くなり、便の量も減るため、便秘になりやすくなる。

食べなさすぎもＮＧ！

極端に食事量を減らすと、便秘を招くこともあります。それは単純に便の量が減り、腸のぜん動運動が鈍くなるだけでなく、体に必要な栄養がとれずに機能が低下してしまうから。栄養が足りない状態が続くと、基礎代謝が落ちて脂肪が燃えにくくなり、やせにくい体になる恐れもあります。

また、脂質を極端に減らすのもよくありません。脂肪分の多い食品は消化に時間がかかり、腸の動きを鈍くしてしまうのですが、極端に油を減らすと便が腸を通るときの潤滑油がなくなり、便が出にくくなります。

食べなさ過ぎや単品ダイエットのような偏食は腸にとってはＮＧで、結果美容的にも逆効果です。栄養のバランスがとれた食事をきちんととりましょう。

腸を元気にする
カンタン2品献立❶

オリゴ糖 ＋ 水溶性食物繊維

ハンバーグ献立

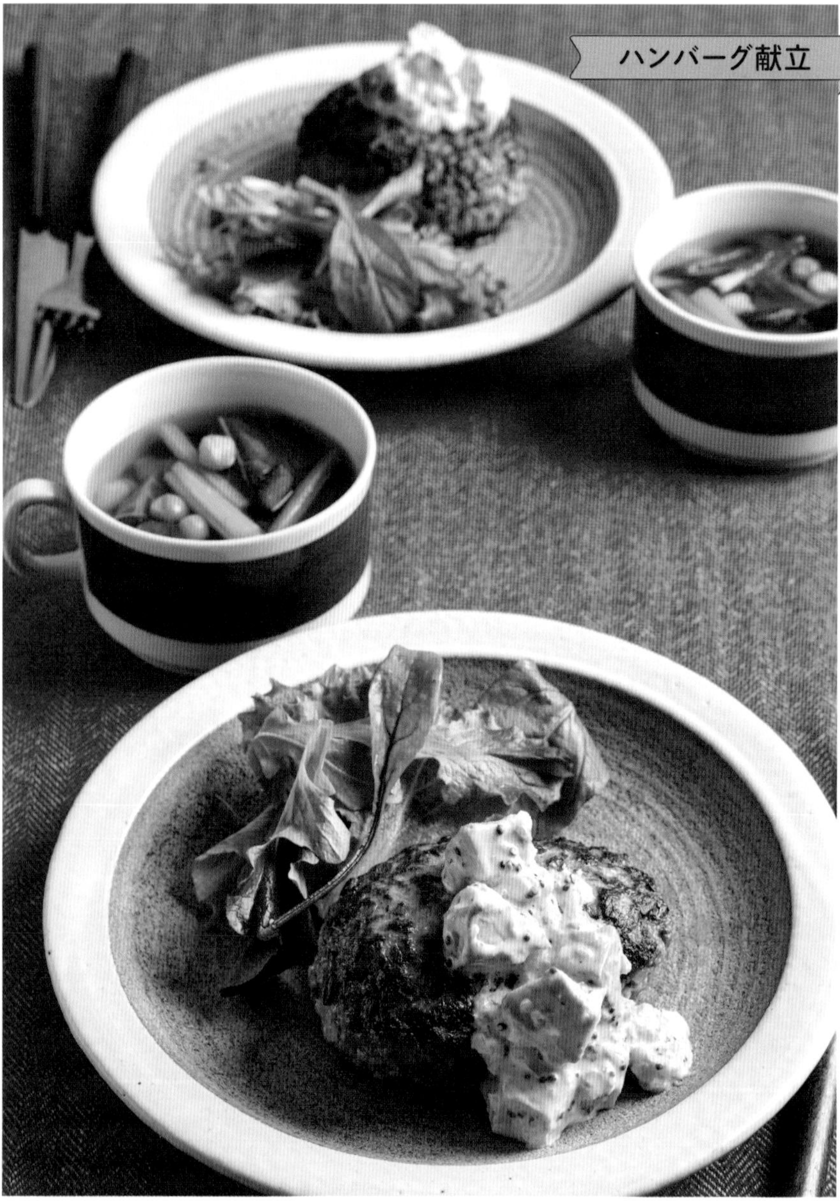

ハンバーグ　アボカドソース

クリーミーなアボカドソースで味も栄養もアップ！

材料（2人分）

	合いびき肉	250g
A	オ 玉ねぎ	½個（100g）
A	卵	½個
A	パン粉	½カップ（20g）
A	牛乳	大さじ2
A	塩	小さじ¼
A	ナツメグ、こしょう	各少々
	サラダ油	大さじ½
	ベビーリーフ	適量

●アボカドソース

	水 アボカド	½個（70g）
B	オ 玉ねぎ	⅙個（30g）
B	マヨネーズ	大さじ2
B	粒マスタード	小さじ2
B	塩、こしょう	各少々

［1人分600kcal　塩分1.6g］

作り方

1 玉ねぎはそれぞれみじん切りにする。アボカドは一口大に切って**B**を加えて混ぜ、アボカドソースを作る。

2 ボウルに合いびき肉、**A**を入れてよく練り混ぜ、2等分にして小判形に成形する。

3 フライパンにサラダ油を中火で熱し、**2**を並べる。3～4分焼いて焼き目がついたら裏返し、ふたをして弱火にし、4～5分蒸し焼きにする。火が通ったら器に盛り、アボカドソースをのせ、ベビーリーフを添える。

memo

アボカドソースは、鶏肉や豚肉、白身魚に塩、こしょうをして焼いたものにかけても。水溶性食物繊維がしっかりとれます。

小松菜とミックスビーンズのスープ

ミックスビーンズで不溶性食物繊維をプラス！

材料（2人分）

	小松菜	¼袋（50g）
	ミックスビーンズ	1袋（50g）
A	水	2カップ
A	洋風スープの素	小さじ¼
	塩、こしょう	少々

［1人分47kcal　塩分0.4g］

作り方

1 小松菜は5㎝長さに切る。

2 鍋に**A**を入れて中火にかけ、煮立ったら**1**、ミックスビーンズを加えてサッと煮て、塩、こしょうで味をととのえる。

腸を元気にする
カンタン2品献立❷

水溶性食物繊維

鶏ごぼうから揚げ献立

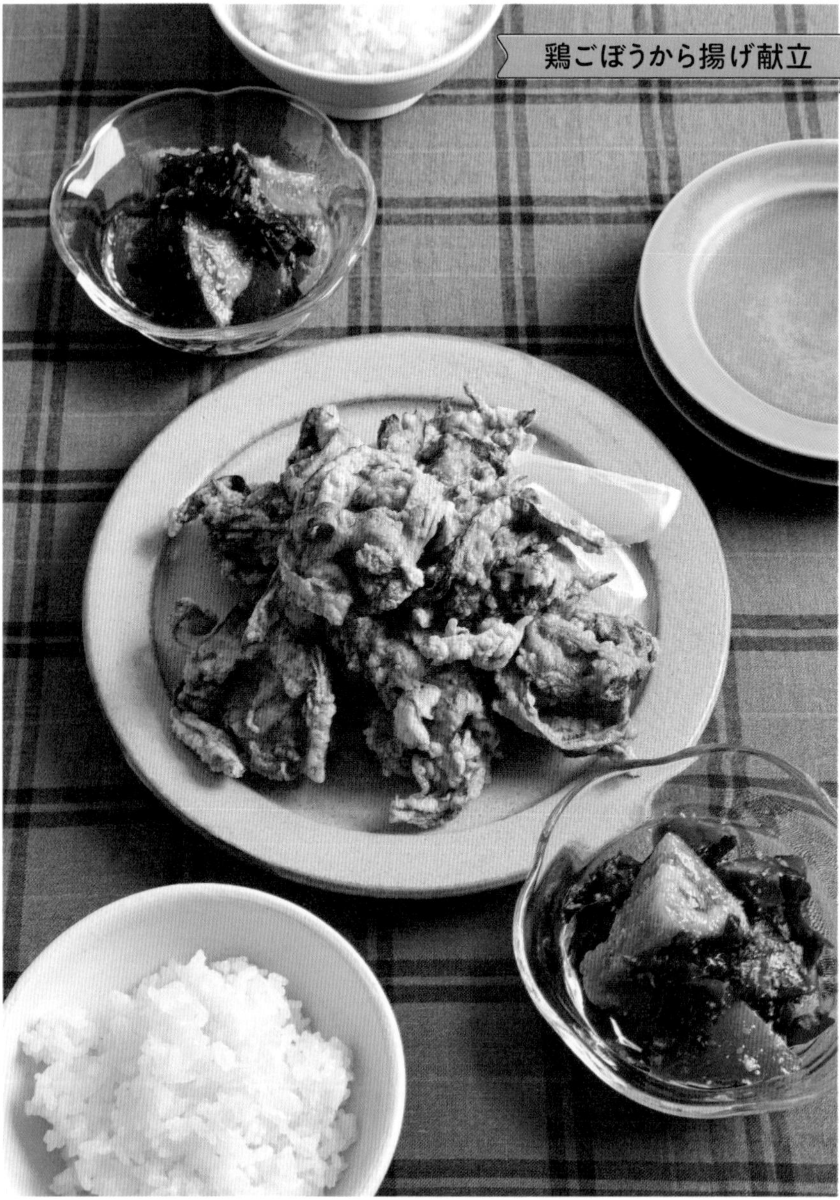

鶏ごぼうから揚げ

カリッと揚がったごぼうの香りが食欲をそそります。

材料（2人分）

鶏もも肉……………… 1枚（250g）
水 ごぼう………………………… 50g
A ┌ しょうが（すりおろし）
　└ ……………………1かけ分（10g）
　しょうゆ、酒…………… 各大さじ1
卵………………………………… 1個
B 小麦粉、片栗粉………… 各大さじ3
揚げ油………………………… 適量
レモン…………………………2切れ
[1人分492kcal　塩分1.6g]

作り方

1 ごぼうはピーラーで10㎝長さくらいの薄切りにし、水に5分ほどさらす。ざるに揚げ、水気をふき取る。

2 鶏肉は一口大に切ってボウルに入れ、**1**、**A**を加えてサッともみ込み、20分以上漬け込む。

3 卵を溶きほぐし、**2**のボウルに加え、**B**も加えてサッと混ぜる。

4 揚げ油を中温（約170℃）に熱し、鶏肉のまわりにごぼうをからめながら入れる。火が通るまで4～5分揚げる。器に盛り、レモンを添える。

トマトとわかめのナムル

海藻類のおかずは積極的にとるのがおすすめ！

材料（2人分）

水 トマト…………………… 1個（200g）
水 カットわかめ………………… 大さじ1
白すりごま…………………… 大さじ1
ごま油………………………… 大さじ1
塩…………………………… 小さじ$\frac{1}{4}$
[1人分103kcal　塩分0.9g]

作り方

1 わかめは水につけて戻し、水気をしぼる。トマトは一口大に切る。ボウルにすべての材料を入れてサッとあえる。

memo

カットわかめや海藻ミックスなど、水で戻して使う海藻類をストックしておくと便利です。サラダやみそ汁などに手軽にプラスすれば、水溶性食物繊維を補給できます。

腸を元気にする
カンタン2品献立❸

水溶性食物繊維 ＋ 発酵食品

わかめ餃子献立

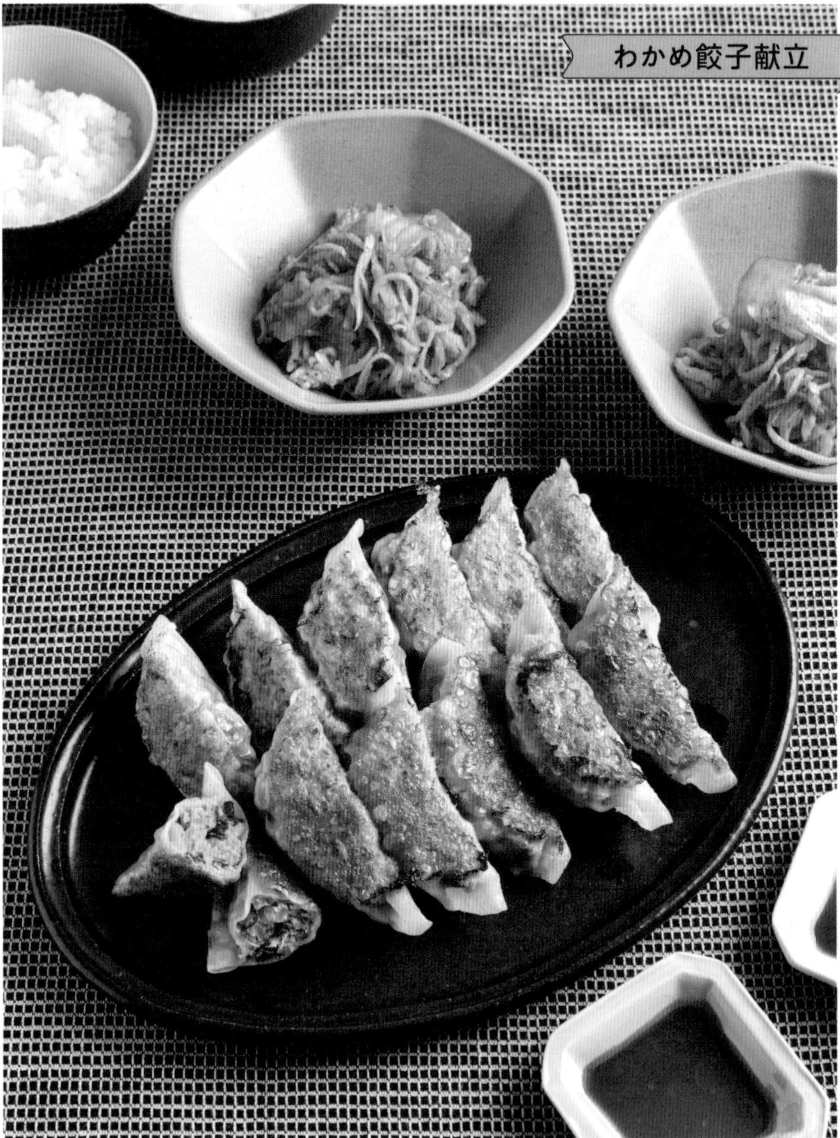

わかめ餃子

わかめを入れると食感がなめらかになって、おいしさ倍増!

材料(2人分)

- 餃子の皮……1/2袋(12枚)
- 豚ひき肉……120g
- セロリ……1/2本(50g)
- 塩……小さじ1/4
- 水 カットわかめ……大さじ1
- A しょうが(すりおろし)……小さじ1
- A 片栗粉……小さじ2
- A 酒、しょうゆ……各小さじ1
- A ごま油……小さじ1/2
- サラダ油、ごま油……各小さじ1
- 水……1/2カップ
- 酢、しょうゆ、ラー油……各適量

[1人分291kcal　塩分2.7g]

作り方

1. セロリは粗みじん切りにして塩をまぶし、水気をしぼる。わかめは水につけて戻し、水気をしぼって粗くきざむ。
2. ボウルにひき肉、**1**、**A**を入れてよく練り混ぜ、12等分にして餃子の皮で包む。
3. フライパンにサラダ油を中火で熱し、**2**を並べる。焼き目がついたら、材料の水を加えてふたをして、弱めの中火で4~5分蒸し焼きにする。火が通ったら水分をとばし、ごま油を回し入れてカリッと焼く。器に盛り、酢、しょうゆ、ラー油をつけて食べる。

切り干し大根のキムチあえ

切り干し大根で食感がよくなり、食物繊維もしっかりとれます。

材料(2人分)

- 水 切り干し大根……20g
- 発 キムチ……50g
- ごま油……大さじ1
- しょうゆ……小さじ1/2
- 塩……少々

[1人分98kcal　塩分1.1g]

memo

切り干し大根は煮なくても、水につけて戻すだけで食べられます。食物繊維のほか、カルシウムも豊富なのでおすすめの食品です。

作り方

1. 切り干し大根は水につけて戻し、水気をしぼってざく切りにする。キムチも大きければ食べやすく切る。ボウルにすべての材料を入れてサッとあえる。

腸を元気にする
カンタン2品献立❹

水溶性食物繊維 ＋ 発酵食品

豚キムチ炒め献立

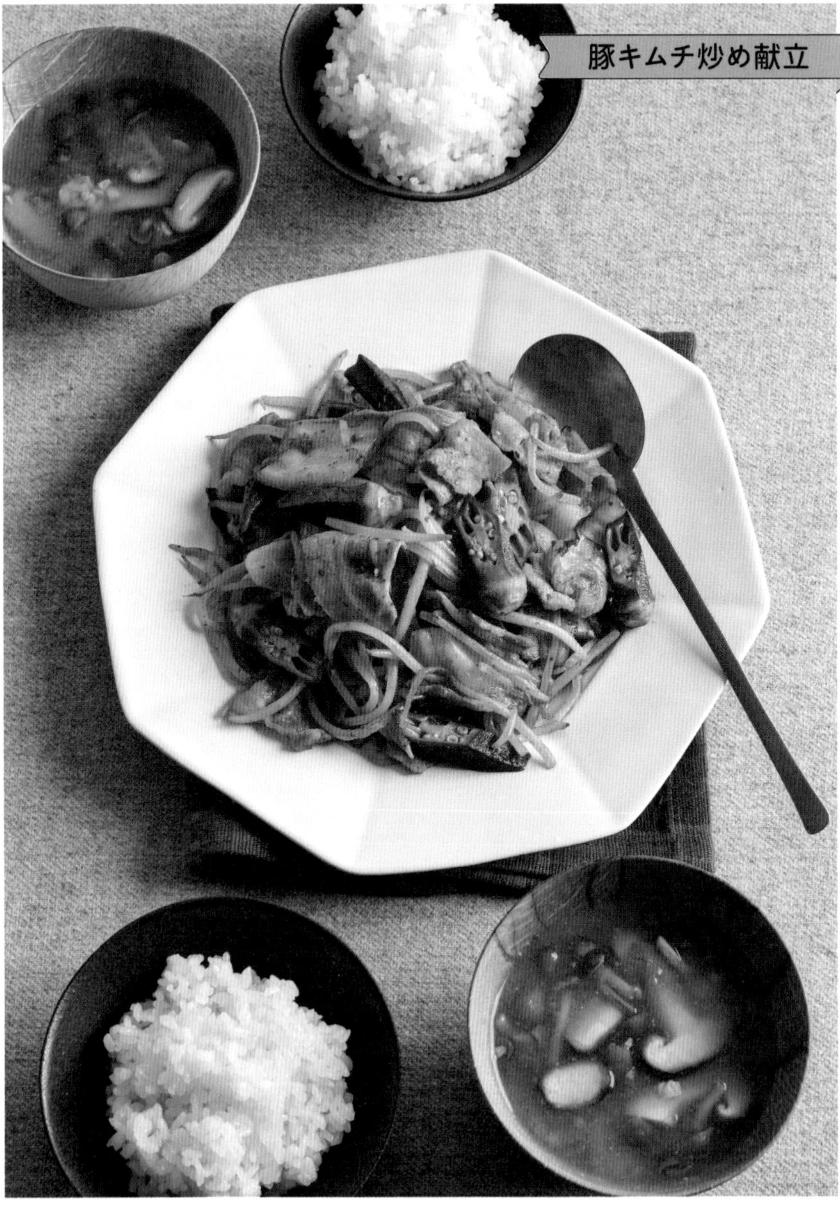

豚キムチ炒め

豚肉＋キムチの王道コンビに、水溶性食物繊維をイン！

材料（2人分）

豚バラ薄切り肉……………150g
水 オクラ………………1パック（80g）
水 もやし…………………1袋（200g）
発 キムチ……………………100g
A 酒、しょうゆ……………各小さじ2
A こしょう……………………少々
［1人分355kcal　塩分2.1g］

作り方

1 豚肉は一口大に切る。オクラは斜め3等分に切る。もやしはできればひげ根を取る。キムチは大きければ食べやすく切る。**A**は合わせておく。

2 フライパンを中火で熱し、豚肉を炒める。肉の色が変わったらオクラ、もやしを加えて炒め、しんなりしたらキムチを加えて炒める。**A**を回し入れてサッとからめる。

きのこ納豆汁

なめこと納豆でとろんとした口当たりに。

材料（2人分）

発 ひきわり納豆………1パック（45g）
しいたけ…………………3枚（70g）
水 なめこ…………………1袋（100g）
だし汁……………………2カップ
発 みそ……………………大さじ1 ½
［1人分88kcal　塩分1.9g］

memo

なめこやしいたけなどのきのこ類は、食べやすく切って冷凍保存しておくと便利。冷凍するとうまみも増すので一石二鳥です。

作り方

1 しいたけは5㎜幅の薄切りにする。なめこはサッと洗う。

2 鍋にだし汁を沸かし、**1**、納豆を入れてサッと煮る。みそを溶き入れて、火を止める。

腸を元気にする
カンタン2品献立❺

水溶性食物繊維 ＋ オリゴ糖 ＋ 発酵食品

長いものねぎみそ肉巻き献立

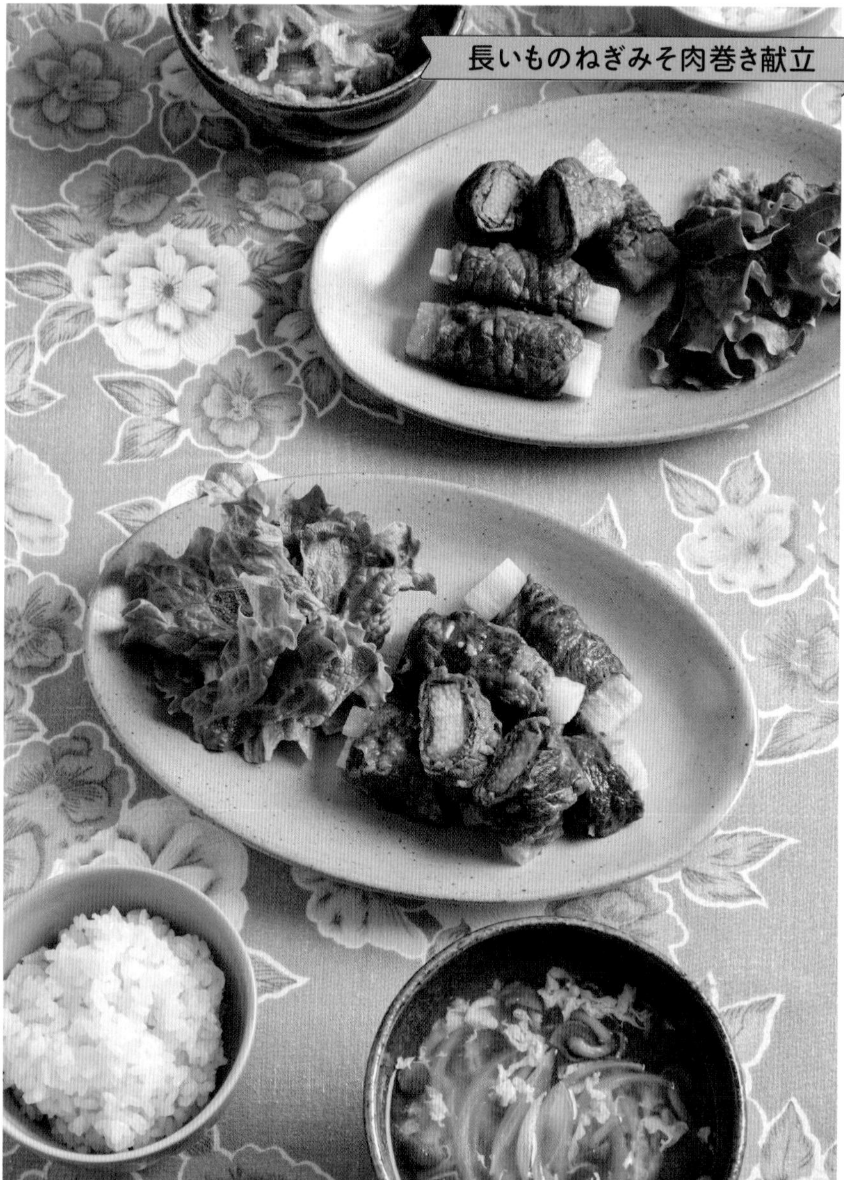

長いものねぎみそ肉巻き

レンジで作れる絶品おかず。ねぎみそ味でご飯がすすみます。

材料（2人分）

- 牛薄切り肉……8枚（160g）
- 水 長いも……150g
- 青じそ……8枚
- グリーンカール……適量

●ねぎみそ

- 長ねぎ……1/3本（30g）
- A 発 みそ……大さじ2
- A みりん……小さじ1

［1人分306kcal　塩分2.4g］

memo

長いもは生でも食べられるので、調理が簡単です。すりおろして、ちぎった焼きのりを混ぜ、しょうゆをかければ翌朝のメニューにもなりますよ。

作り方

1 長いもは7㎝長さに切って、1㎝角の棒状に切る。青じそは縦半分に切る。長ねぎはみじん切りにしてAと混ぜ、ねぎみそを作る。

2 牛肉を1枚ずつ広げて、1のねぎみそを塗り、青じそ、長いもを等分ずつのせて巻く。

3 耐熱皿に巻き終わり下にして並べ、ラップをして電子レンジ（600W）で4分加熱する。食べやすく切って器に盛り、グリーンカールを添える。

玉ねぎとなめこのかきたまスープ

玉ねぎの甘み、なめこのとろみが味の決め手です。

材料（2人分）

- オ 玉ねぎ……1/3個（60g）
- 水 なめこ……1袋（100g）
- 卵……1個
- だし汁……2カップ
- しょうゆ……小さじ1/2
- 塩……小さじ1/3

［1人分65kcal　塩分1.3g］

作り方

1 玉ねぎは5㎜幅の薄切りにする。なめこはサッと洗う。卵は溶きほぐす。

2 鍋にだし汁を沸かし、玉ねぎ、なめこを入れて煮る。玉ねぎがしんなりしたらしょうゆ、塩を加えて味をととのえ、卵を回し入れてサッと煮る。

腸を元気にする
カンタン2品献立❻

発酵食品 ＋ オリゴ糖 ＋ 水溶性食物繊維

納豆とかぼちゃのスパニッシュオムレツ献立

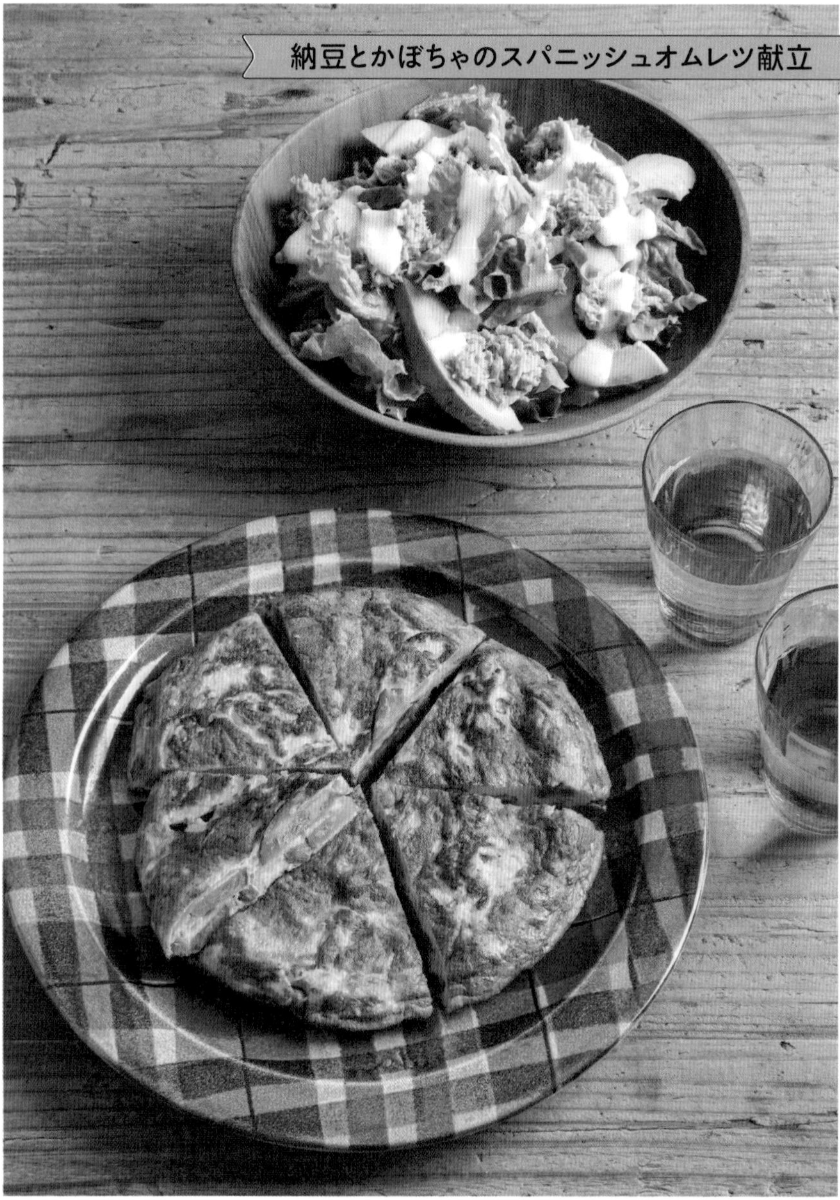

納豆とかぼちゃのスパニッシュオムレツ

納豆と粉チーズの組み合わせもおすすめ。

材料（2人分）

- 発 納豆……………………2パック（90g）
- かぼちゃ………………………100g
- オ 玉ねぎ……………………1/4個（50g）
- 卵……………………………………3個
- A
  - 粉チーズ…………………………大さじ2
  - 牛乳………………………………大さじ1
  - 塩…………………………………小さじ1/3
  - こしょう……………………………少々
- オリーブオイル………………大さじ1

［1人分358kcal　塩分1.2g］

memo

腸内環境をととのえる納豆菌は、加熱しても強い性質です。納豆は熱を加えると特有のにおいが気にならなくなり食べやすくなります。

作り方

1 かぼちゃは7～8㎜厚さの一口大に切り、耐熱皿に並べてラップをし、電子レンジ（600W）で3分加熱する。玉ねぎは薄切りにする。ボウルに卵を溶きほぐし、納豆、**A**を加えて混ぜる。

2 フライパン（直径20㎝）にオリーブオイルを中火で熱し、玉ねぎを炒める。しんなりしたらかぼちゃを加えて炒め、**1**の卵液を流し入れる。ヘラで大きく混ぜながら半熟状になるまで加熱し、ふたをして2～3分蒸し焼きにする。皿などを使って裏返し、ふたをしてさらに2～3分蒸し焼きにする。

グリーンカールとアボカドのサラダ

アマニ油をドレッシングにして非加熱で使うのがポイント。

材料（2人分）

- グリーンカール…………3枚（100g）
- 水 アボカド…………………1/2個（70g）
- ツナ缶（オイル漬け）……1缶（70g）

●ヨーグルトドレッシング

- 発 ヨーグルト…………………大さじ3
- 3 アマニ油……………………大さじ1
- 塩……………………………………小さじ1/3
- こしょう………………………………少々

［1人分236kcal　塩分1.0g］

作り方

1 グリーンカールは食べやすくちぎって水に5分ほどさらし、水気をきる。アボカドは薄切りにする。ツナはオイルをきる。

2 器に**1**を盛り合わせ、ドレッシングの材料をよく混ぜ合わせてかける。

腸を元気にする
カンタン2品献立❼

オリゴ糖 ＋ 発酵食品 ＋ ビタミンB_1

豚肉とほうれん草のガーリックバター炒め献立

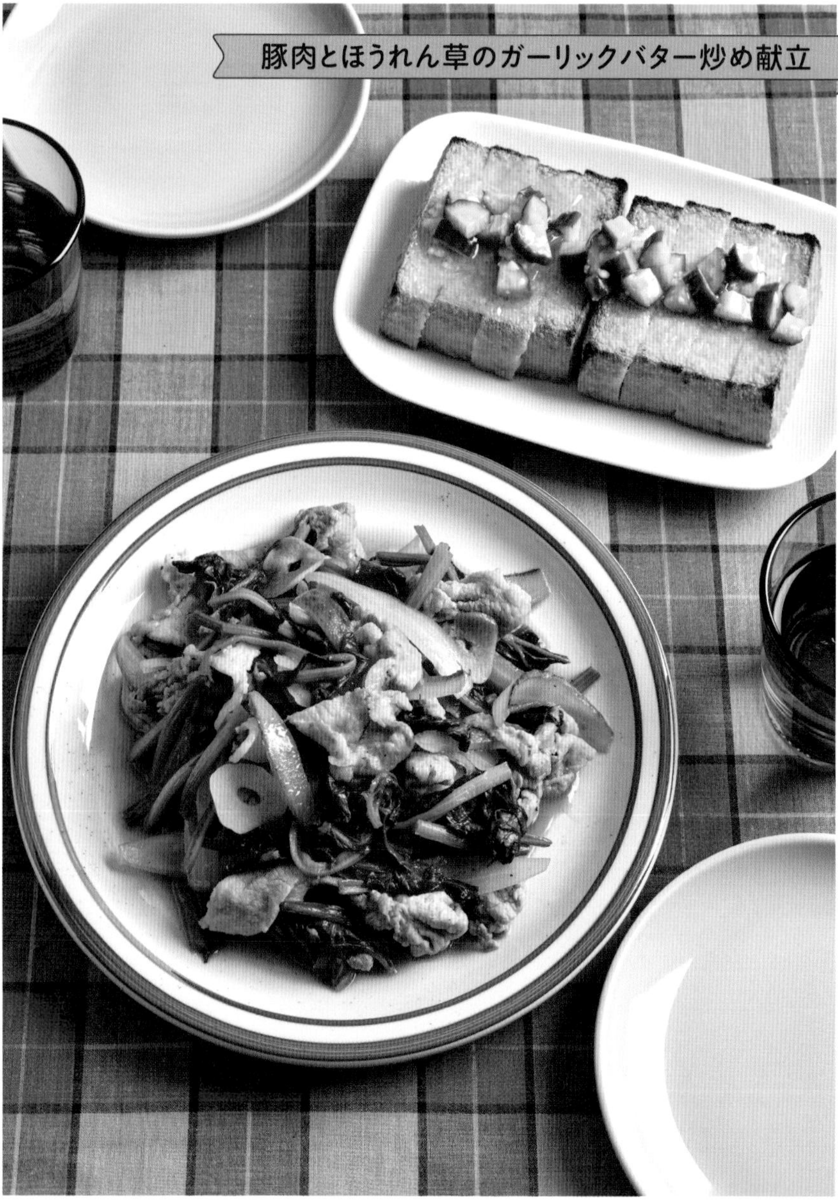

豚肉とほうれん草のガーリックバター炒め

バターじょうゆは最後に加えると香り豊かに仕上がります。

材料（2人分）

豚こま切れ肉……200g

A
- 酒……大さじ½
- 塩……小さじ¼
- こしょう……少々

水 ほうれん草……1袋（200g）

オ 玉ねぎ……½個（100g）

オ にんにく……1かけ（10g）

サラダ油……小さじ2

B
- バター……10g
- しょうゆ……小さじ2
- 塩、粗びき黒こしょう……少々

［1人分346kcal　塩分2.0g］

作り方

1 豚肉は大きければ一口大に切って**A**をもみ込む。ほうれん草は5㎝長さに切る。玉ねぎはくし形切りに、にんにくは薄切りにする。

2 フライパンに半量のサラダ油を中火で熱し、豚肉を炒める。肉の色が変わったら一度取り出し、残りのサラダ油を足して、にんにく、玉ねぎを加えて炒める。しんなりしたらほうれん草を加えて炒め、豚肉を戻し入れる。**B**を加えてサッとからめる。

memo

豚肉のビタミンB_1、にんにくのビタミンB_6、ほうれん草の葉酸がエネルギーを作り出すのに役立つので、疲労回復に効果が期待できます。

厚揚げの塩麹だれ

ぬか漬け入りの塩麹だれは、くせになる味です。

材料（2人分）

厚揚げ……1枚（300g）

発 きゅうりのぬか漬け……½本（40g）

A
- ごま油……大さじ1
- 発 塩麹……大さじ½
- 酢……小さじ1

［1人分293kcal　塩分1.7g］

作り方

1 厚揚げはグリルで両面を焼いて、食べやすく切り、器に盛る。

2 きゅうりのぬか漬けは粗くきざみ、**A**と混ぜて**1**にかける。

腸を元気にする
カンタン2品献立❽

水溶性食物繊維 ＋ 発酵食品 ＋ 不溶性食物繊維

鶏肉とブロッコリーのヨーグルトマリネ献立

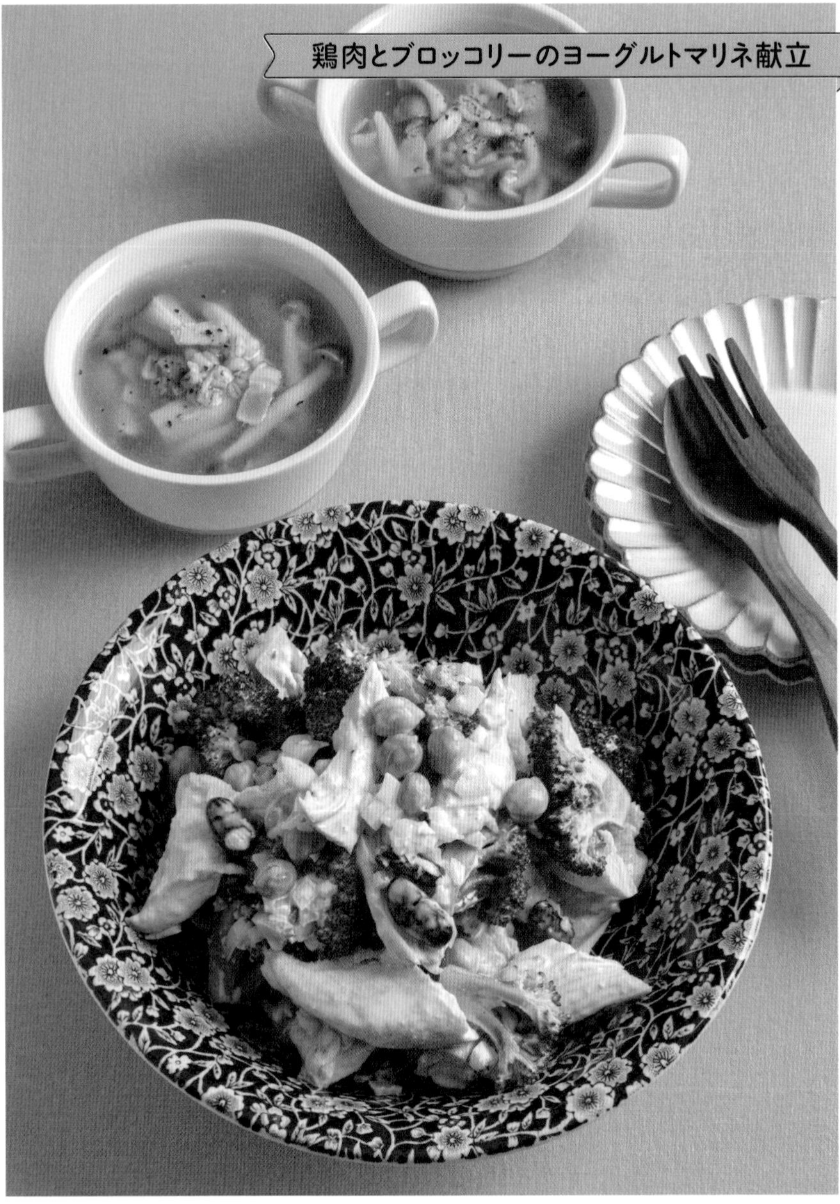

鶏肉とブロッコリーのヨーグルトマリネ

ヨーグルトを混ぜたマヨネーズはあと味さっぱり！

材料（2人分）

	鶏むね肉	1枚（250g）
A	白ワイン	小さじ2
A	塩	小さじ1/4
A	こしょう	少々
水	ブロッコリー	1/2株（120g）
オ	玉ねぎ	1/6個（30g）
	ミックスビーンズ	1袋（50g）
B	マヨネーズ、発プレーンヨーグルト	各大さじ3
B	塩	小さじ1/3
B	こしょう	少々

［1人分385kcal　塩分1.9g］

作り方

1 鶏肉は身の厚い部分に包丁を入れて厚さを均一にする。ブロッコリーは小房に分ける。玉ねぎは粗みじん切りにする。

2 耐熱皿に鶏肉を入れてAをからめ、ブロッコリーものせてラップをして、電子レンジ（600W）で2分加熱する。一度取り出して鶏肉を裏返し、ラップをしてさらに1～2分加熱する。粗熱が取れたら鶏肉を大きめにほぐす。

3 ボウルにBを混ぜ合わせ、2、玉ねぎ、ミックスビーンズを加えてあえる。

memo

便秘解消には、水溶性食物繊維とともに不溶性食物繊維もとると効果的です。不溶性食物繊維は、豆類や雑穀などに多く含まれています。

ベーコンともち麦、きのこのスープ

きのこ類には食物繊維がたっぷり。うまみも出します。

材料（2人分）

	ベーコン	2枚（40g）
水	エリンギ	1/2パック（50g）
水	しめじ	1/2パック（50g）
水	もち麦（ドライパック）	大さじ3（30g）
	オリーブオイル	小さじ1
A	水	2カップ
A	塩	小さじ1/3
	粗びき黒こしょう	少々

［1人分131kcal　塩分1.0g］

作り方

1 ベーコンは1cm幅に切る。エリンギは長さを半分に切って4～6つ割りにする。しめじは小房に分ける。

2 鍋にオリーブオイルを中火で熱し、1を炒める。きのこがしんなりしてきたらAを加えて3～4分煮て、もち麦を加えてサッと煮る。器に盛り、粗びき黒こしょうをふる。

腸を元気にする
カンタン2品献立❾

水溶性食物繊維 ＋ 発酵食品 ＋ ビタミンC

鮭とれんこんのトマト煮献立

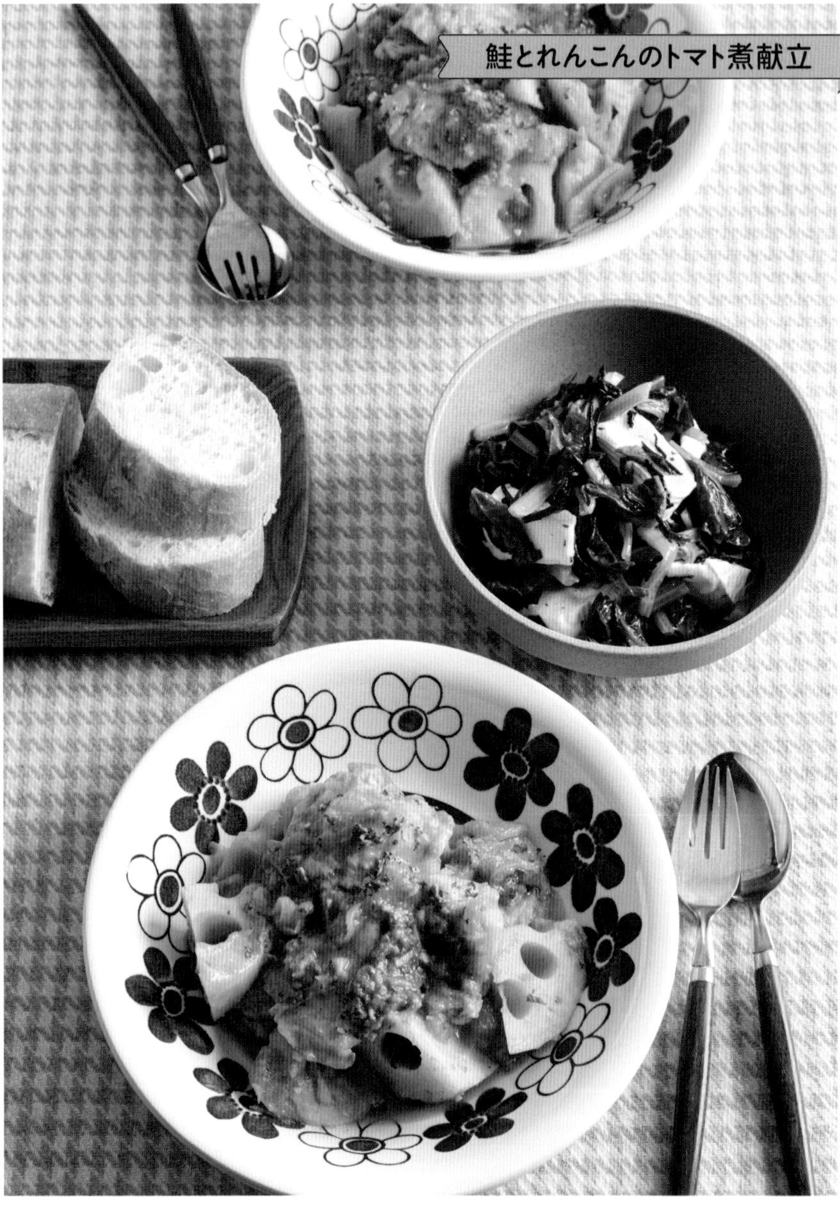

鮭とれんこんのトマト煮

鮭とトマトで老化を予防！　味の相性も抜群です。

材料（2人分）

	材料	分量
	生鮭	2切れ
	塩	小さじ1/4
	こしょう	少々
	小麦粉	適量
水	れんこん	200g
水	トマト	2個（300g）
オ	玉ねぎ	1/4個（50g）
オ	にんにく	1かけ（10g）
	オリーブオイル	大さじ1/2
	水	1/4カップ
A	砂糖	小さじ1
A	塩	小さじ1/2
A	こしょう	少々
	パセリ（みじん切り）	適量

［1人分283kcal　塩分2.1g］

作り方

1 鮭は4等分のそぎ切りにして塩、こしょうをふり、小麦粉を薄くまぶす。れんこんは乱切りにして水に5分ほどさらす。トマトはざく切りに、玉ねぎは薄切りに、にんにくはみじん切りにする。

2 フライパンにオリーブオイルを中火で熱し、鮭を並べる。焼き目がついたら裏返し、端に寄せてにんにく、玉ねぎを炒める。しんなりしたら一度鮭を取り出し、れんこんトとマトを加える。トマトが煮くずれて水分が出てきたら、鮭を戻し入れ、材料の水、**A**を加えてふたをして、弱火で10分ほど煮る。器に盛り、パセリをふる。

ほうれん草とひじきのチーズマリネ

カルシウム・鉄も補給できる栄養満点な一皿。

材料（2人分）

	材料	分量
水	ほうれん草	1袋（200g）
水	ひじき	小さじ2
発	カマンベールチーズ	1/2箱（50g）
A	オリーブオイル	大さじ1
A	酢	小さじ2
A	塩	小さじ1/3
A	こしょう	少々

［1人分158kcal　塩分1.3g］

作り方

1 ほうれん草は5㎝長さに切って耐熱ボウルに入れ、ラップをして電子レンジ（600W）で3分加熱し、水にサッとさらして水気をしぼる。ひじきは水につけて戻す。カマンベールチーズは8等分に切る。

2 ボウルに**A**を合わせ、**1**を加えてあえる。

低FODMAP食の人にも!

腸を元気にする
カンタン2品献立⑩

水溶性食物繊維

ポークソテー献立

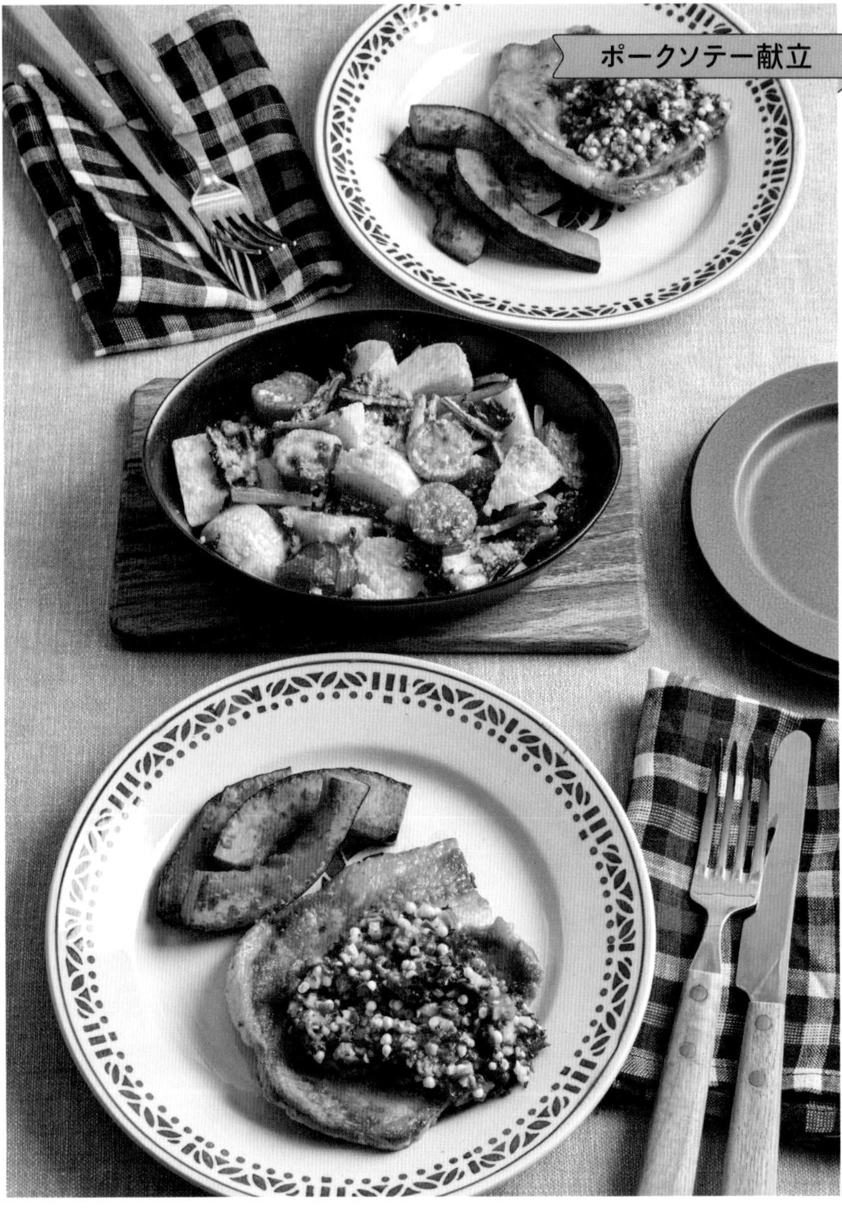

ポークソテー　オクラソース

オクラのねばねばソースが肉によくからみます。

材料（2人分）

豚肉（とんかつ用）……………… 2枚
かぼちゃ……………………… 100g
塩…………………………… 小さじ1/3
こしょう……………………… 少々
小麦粉……………………… 適量
オリーブオイル………… 大さじ1/2

●オクラソース

水 オクラ…………………… 1袋（80g）
A
- パセリ（みじん切り）………… 大さじ2
- オリーブオイル……………… 大さじ1
- 酢…………………………… 小さじ2
- 塩…………………………… 小さじ1/3
- 粗びき黒こしょう……………… 少々

［1人分412kcal　塩分1.4g］

作り方

1 豚肉は筋切りをして、塩、こしょうをふり、薄く小麦粉をまぶす。かぼちゃは1cm厚さに切り、半分に切る。

2 オクラソースを作る。オクラは熱湯でサッとゆで、水気をふいて粗くきざむ。ボウルに入れて**A**を加えて混ぜる。

3 フライパンにオリーブオイルを中火で熱し、豚肉とかぼちゃを並べる。焼き目がついたら裏返し、弱火にして2〜3分焼く。火が通ったら取り出す。器に盛り、オクラソースをかける。

memo

低FODMAP食で水溶性食物繊維を上手にとるには、オクラ、ブロッコリー、トマト、海藻類がおすすめです。

かぶとミニトマトのチーズ焼き

野菜にカレーオイルをからめ、粉チーズをふって焼くだけ！

材料（2人分）

かぶ…………………… 2個（160g）
かぶの葉…………… 2個分（60g）
水 ミニトマト……………………… 8個
A
- オリーブオイル………… 大さじ1
- カレー粉………………… 小さじ1/2
- 塩………………………… 小さじ1/3
- こしょう…………………… 少々

粉チーズ……………………… 大さじ1

［1人分112kcal　塩分0.8g］

作り方

1 かぶは6等分のくし形切りにし、葉は3cm長さに切る。ミニトマトは半分に切る。

2 ボウルに**1**を入れて**A**を加えてからめ、耐熱皿に入れる。粉チーズをかけてトースターで10分ほど焼く。

不溶性食物繊維

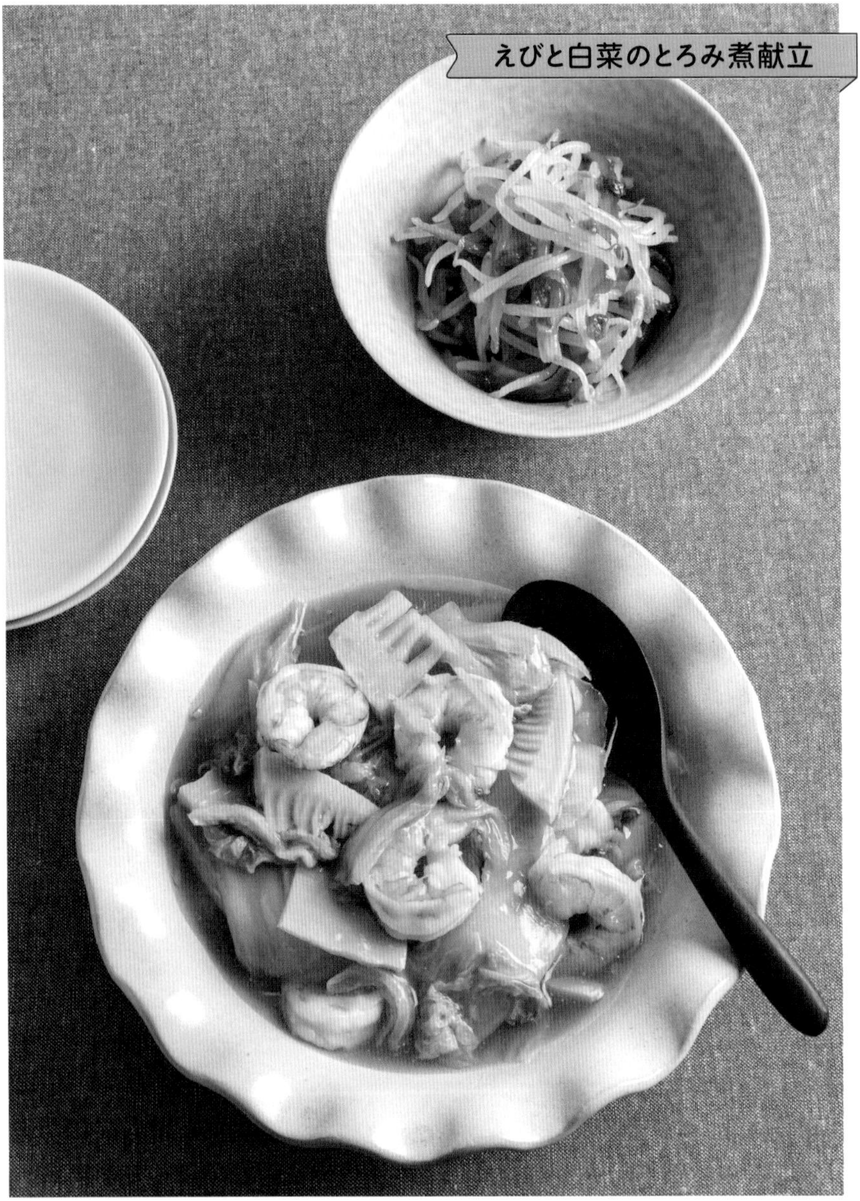

えびと白菜のとろみ煮

えびのうまみを引き立てる、しょうが風味のとろみおかず。

材料（2人分）

- えび……12尾（180g）
- 白菜……300g
- たけのこ（水煮）……100g
- しょうが……1かけ（10g）
- サラダ油……大さじ½
- A
  - だし汁……1カップ
  - しょうゆ、みりん……各大さじ1
  - 塩……小さじ⅓
- B
  - 片栗粉……大さじ1
  - 水……大さじ2

[1人分180kcal　塩分2.4g]

memo

低FODMAP食では、主食は米や玄米、そばなどがおすすめ。小麦粉が原料となるパン、うどん、そうめん、パスタなどは避けましょう。

作り方

1. えびは背わたを取り除き、片栗粉（分量外）をまぶして軽くもみ、サッと水洗いして水気をきる。白菜は一口大のそぎ切りにする。たけのこは薄切りにする。しょうがはせん切りにする。
2. フライパンにサラダ油を中火で熱し、しょうがを炒める。香りが出たらAを加え、煮立ったら白菜、たけのこを加えてふたをして、7〜8分蒸し煮にする。
3. 白菜がしんなりしたらえびを加えて2〜3分煮て、火が通ったら、Bをよく混ぜ合わせて加え、とろみをつける。

もやしとピーマンのさっぱりあえ

梅干し+ごま油は味つけのパターンとして覚えておくと便利。

材料（2人分）

- もやし……1袋（200g）
- ピーマン……2個（60g）
- 梅干し（甘くないもの）……1個（12g）
- A
  - ごま油……大さじ1
  - 塩……少々

[1人分78kcal　塩分1.3g]

作り方

1. もやしはできればひげ根を取る。ピーマンは5㎜幅の細切りにする。梅干しは種を取って包丁でたたく。
2. 耐熱ボウルにもやし、ピーマンを入れてラップをし、電子レンジ（600W）で3分加熱する。しんなりしたら水気をしぼり、梅干し、Aを加えてあえる。

低FODMAP食の人にも!

**腸を元気にする
カンタン2品献立⑫**

水溶性食物繊維 ＋ 発酵食品 ＋ たんぱく質&ビタミンC

牛肉とオクラの南蛮漬け献立

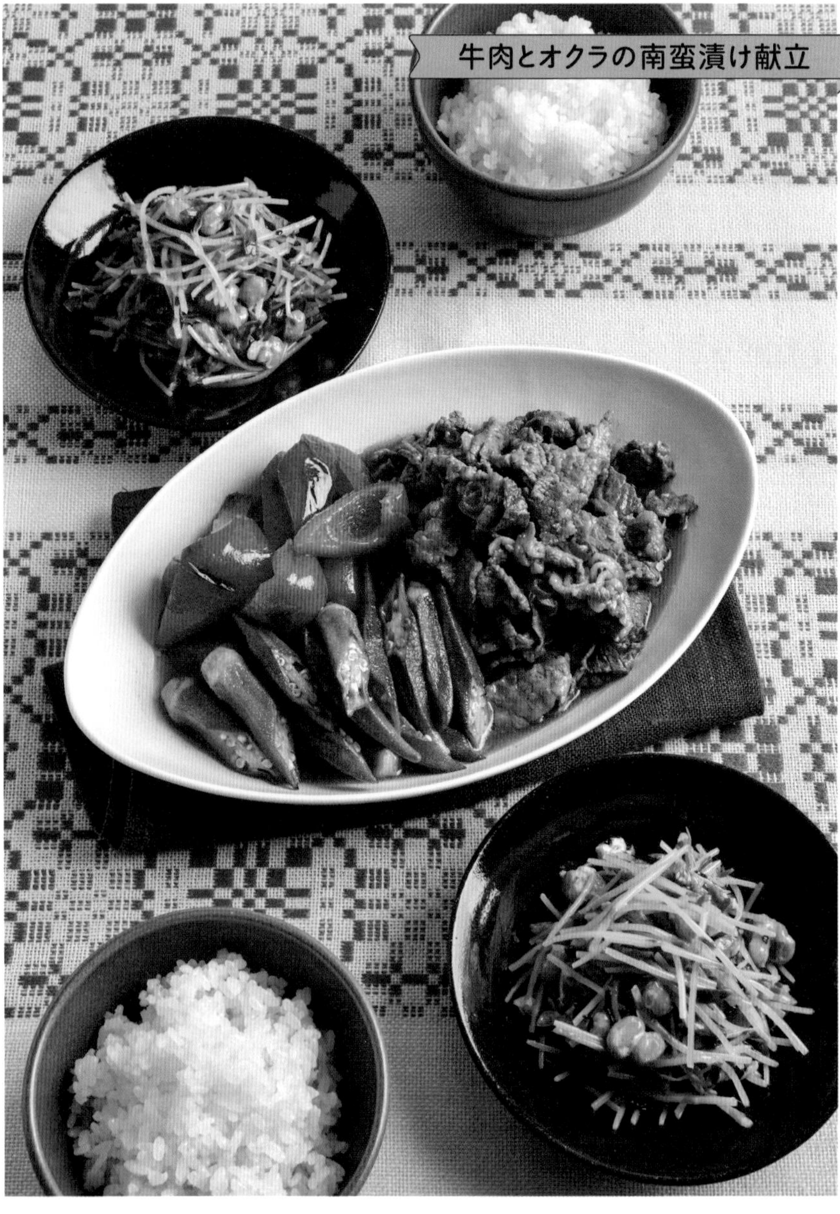

牛肉とオクラの南蛮漬け

ほんのり酸味のきいたおかずは食欲をかきたてます。

材料（2人分）

- 牛薄切り肉……200g
- 赤パプリカ……1個（140g）
- 水 オクラ……1袋（80g）
- サラダ油……大さじ½
- A 水……大さじ4
- A しょうゆ、酢……各大さじ2
- A 砂糖……大さじ1
- A 赤唐辛子（小口切り）……1本分

［1人分355kcal　塩分2.8g］

memo

赤パプリカはピーマンに比べて、β-カロテンが約3倍、ビタミンCが約2.5倍含まれており、抗酸化作用の強い野菜です。肌や髪の健康を保つのに役立ちます。

作り方

1 パプリカは2.5㎝幅に縦に切って斜め半分に切る。オクラは斜め半分に切る。バットにAを混ぜ合わせておく。

2 フライパンにサラダ油を中火で熱し、パプリカ、オクラを焼く。焼き目がついて火が通ったら取り出し、Aのバットに入れる。

3 空いたフライパンに牛肉を入れ、肉の色が変わるまでサッと炒める。Aのバットに入れて全体を混ぜ、20分以上漬け込む。

豆苗の納豆あえ

豆苗にはビタミンC、βカロテン、カルシウムなど栄養がたっぷり！

材料（2人分）

- 豆苗……1袋（100g）
- 発 納豆……1パック（45g）
- 塩昆布……5g
- ごま油……小さじ2
- 塩……少々

［1人分97kcal　塩分0.7g］

作り方

1 豆苗は長さを3等分に切って耐熱ボウルに入れ、ラップをして電子レンジ（600W）で1分30秒加熱する。

2 1の水気をしぼって、納豆、塩昆布、ごま油、塩を加えてサッとあえる。

腸活コラム
その3

0カロリー食品に注意!

市販の菓子や飲み物のなかには、「0カロリー」や「低カロリー」をうたった商品があります。これらは人間には消化・吸収できない糖が使用されているからカロリーを低くおさえられているのですが、吸収されない代わりにそれらの糖が小腸で過剰に増えて、それを細菌が食べて増殖し続けることになるので、とり過ぎには注意が必要です。

具体的にあげると、キシリトール、ソルビトール、スクラロースなどの人工甘味料です。体によかれと思って選んでいる食品が、じつは腸には悪影響を及ぼすこともあるので、食品はなるべく自然なものを選び、適量を守って食べることをおすすめします。

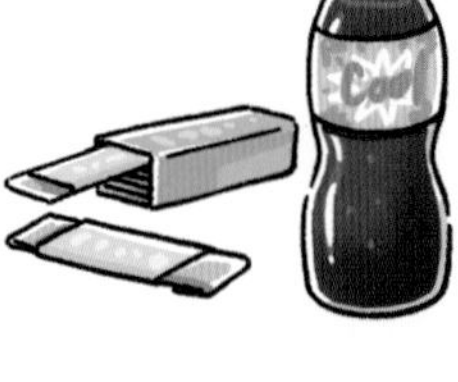

5章

不腸をリセットする生活習慣

腸内細菌のバランスが悪化するような生活習慣はありませんか？
何気なく毎日行っている習慣が、
腸に悪影響を及ぼしているかもしれません。
ちょっとした工夫をとり入れて生活習慣を改めると、
腸内環境も好転していきます。

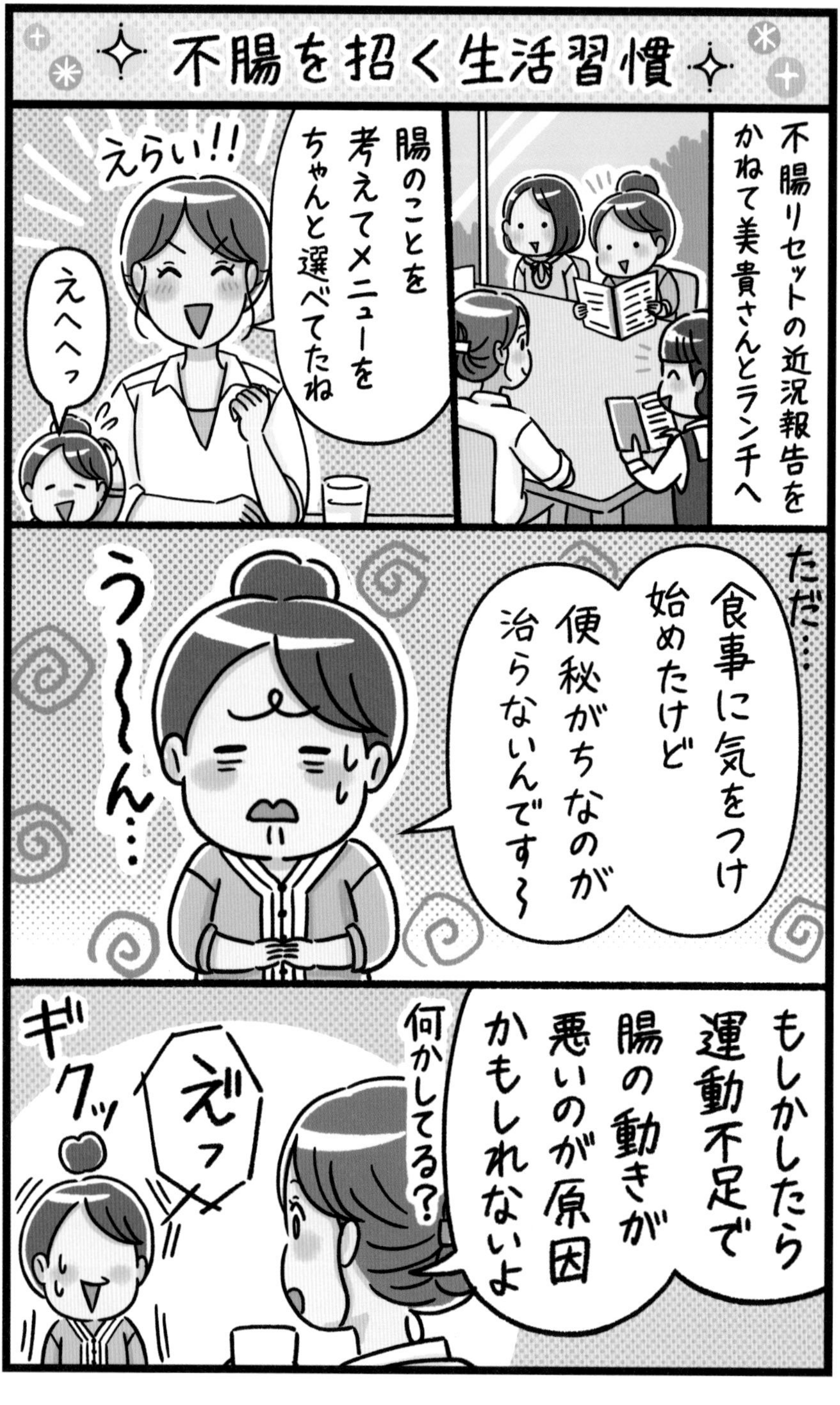
不腸を招く生活習慣
不腸リセットの近況報告をかねて美貴さんとランチへ
腸のことを考えてメニューをちゃんと選べてたね
えらい!!
えへへっ
ただ…
食事に気をつけ始めたけど便秘がちなのが治らないんです～
う～ん…
もしかしたら運動不足で腸の動きが悪いのが原因かもしれないよ
何かしてる?
えっ
ギクッ

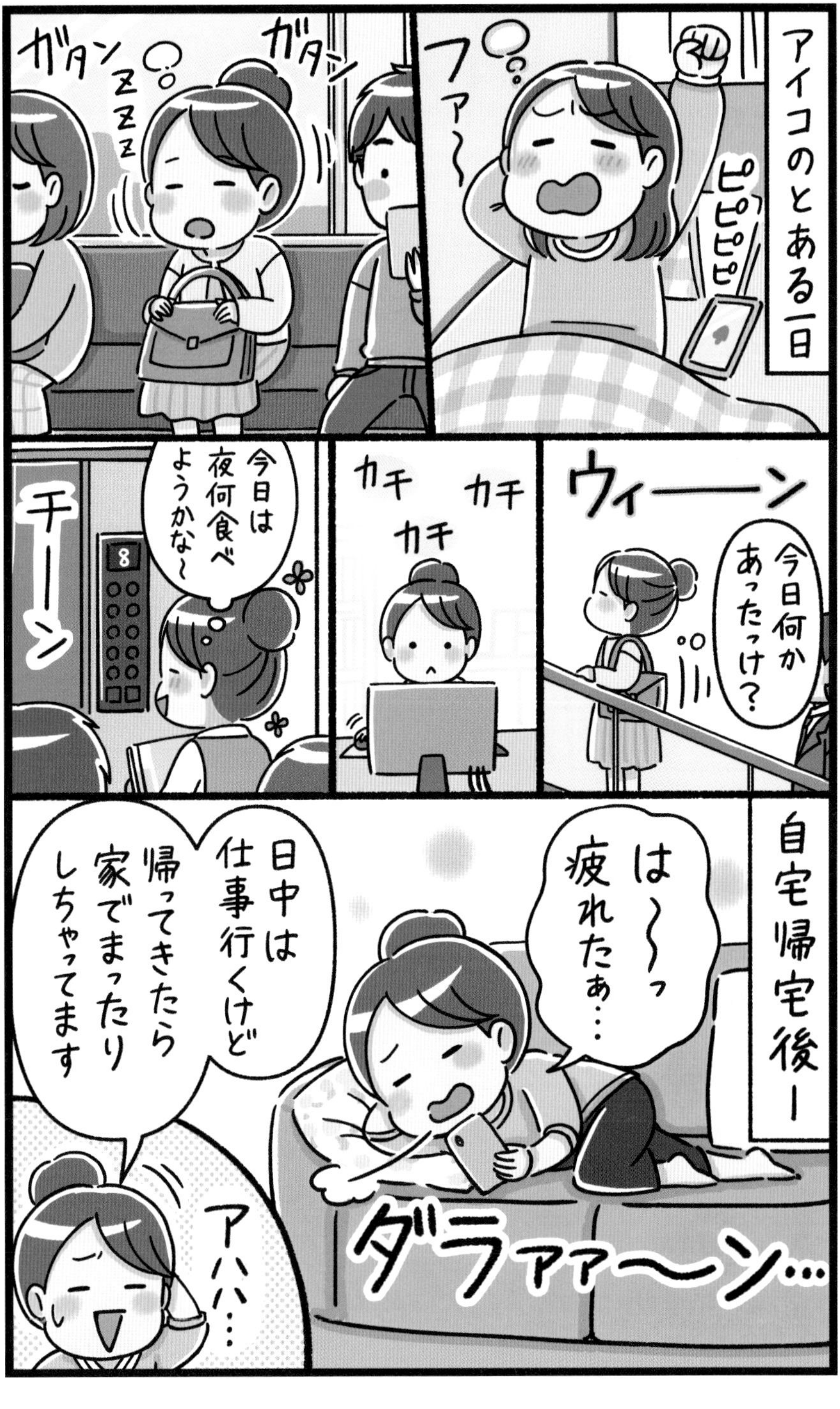
アイコのとある一日
ピピピピ
ファ〜
ガタン
ZZZ
ガタン
ウィーーン
今日何かあったっけ?
カチ
カチ
カチ
今日は夜何食べようかな〜
チーーン
自宅帰宅後ー
は〜っ疲れたぁ…
ダラァァ〜ン…
日中は仕事行くけど帰ってきたら家でまったりしちゃってます
アハハ…

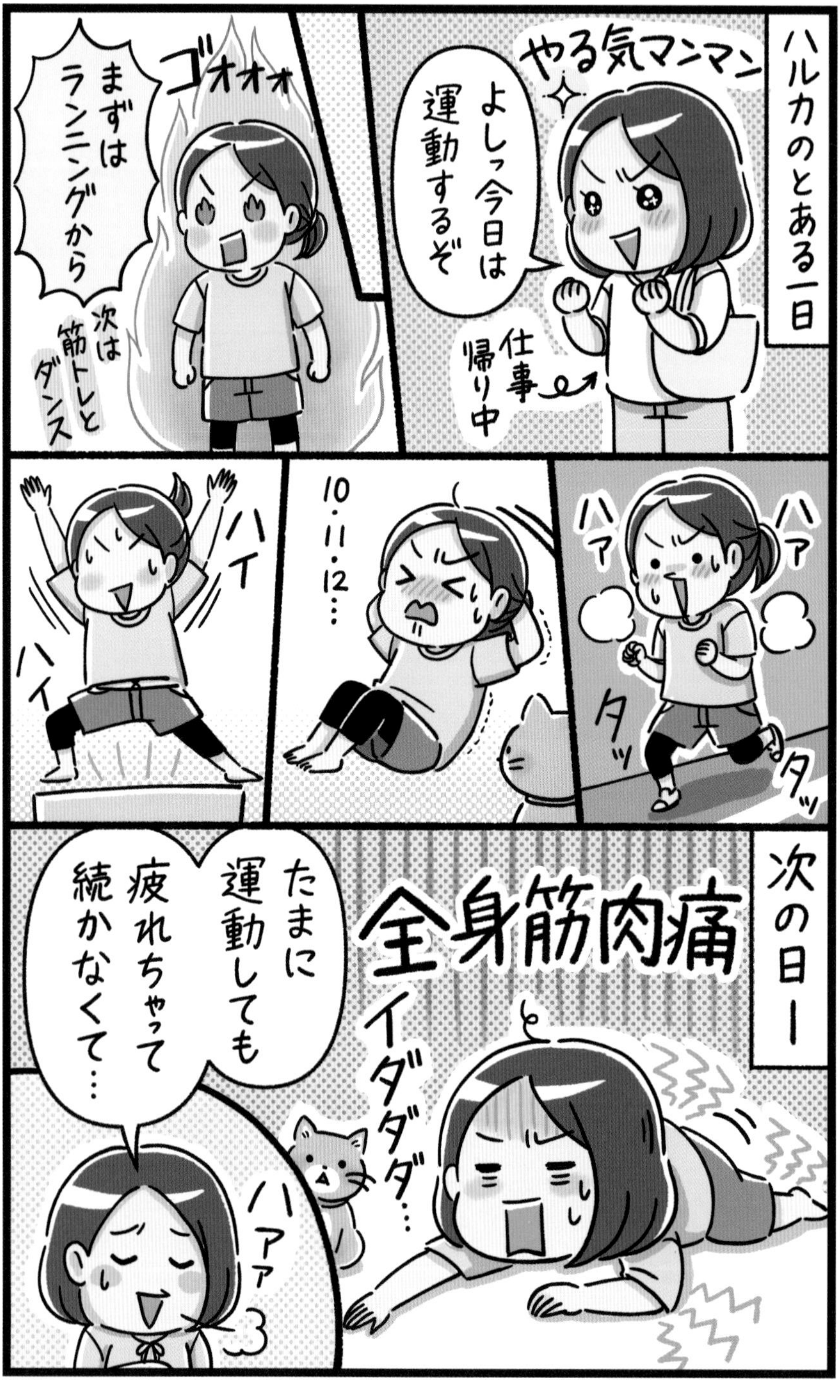
ハルカのとある一日
やる気マンマン
よしっ今日は運動するぞ
仕事帰り中
ゴオオオ
まずはランニングから
次は筋トレとダンス
ハァ
ハァ
タッ
タッ
10・11・12…
ハイ
ハイ
次の日ー
全身筋肉痛
イダダダ…
たまに運動しても疲れちゃって続かなくて…
ハァア

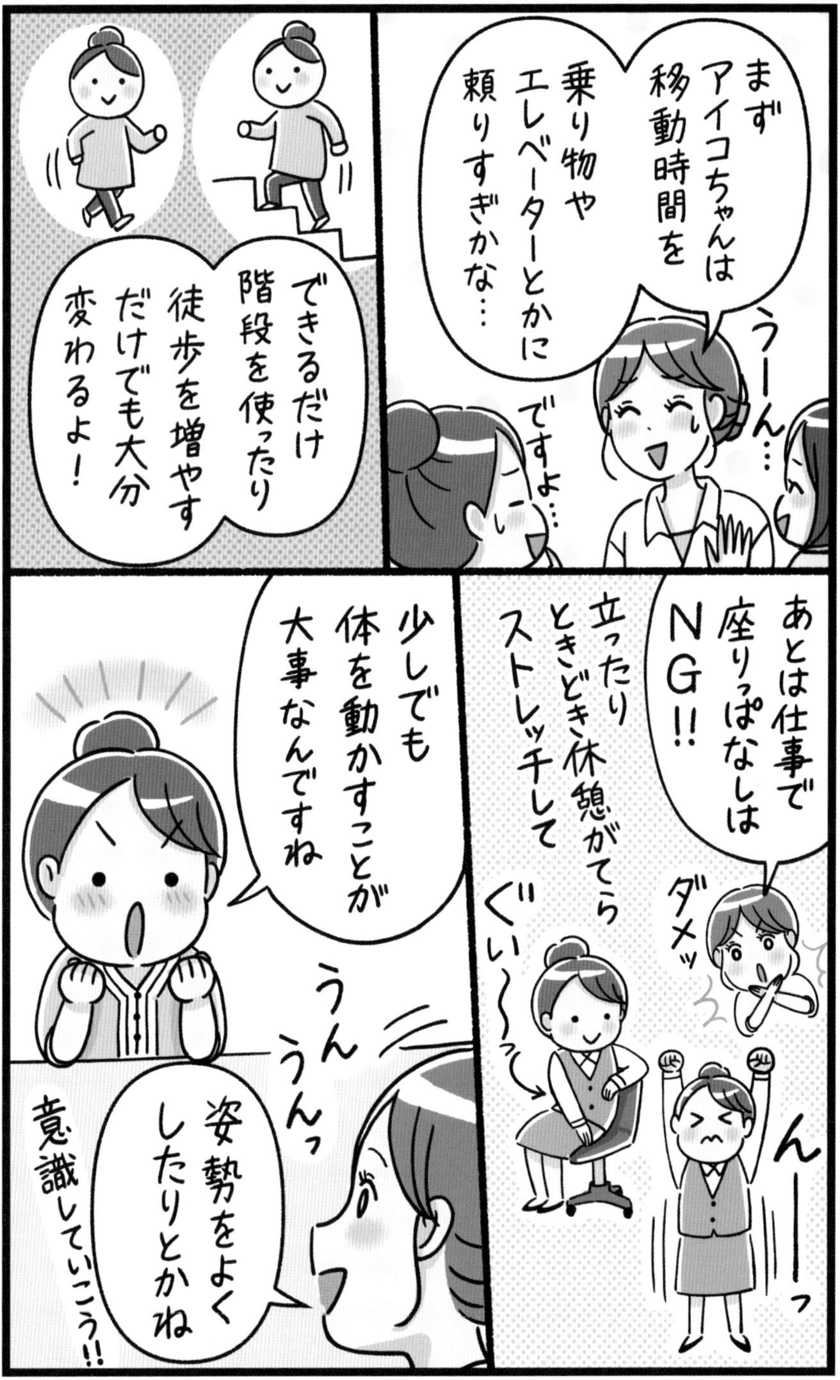
まず
アイコちゃんは
移動時間を
乗り物や
エレベーターとかに
頼りすぎかな…
うーん…
ですよ…
できるだけ
階段を使ったり
徒歩を増やす
だけでも大分
変わるよ！
あとは仕事で
座りっぱなしは
NG!!
ダメッ
立ったり
ときどき休憩がてら
ストレッチして
ぐい〜っ
んーーーっ
少しでも
体を動かすことが
大事なんですね
うん
うんっ
姿勢をよく
したりとかね
意識していこう!!

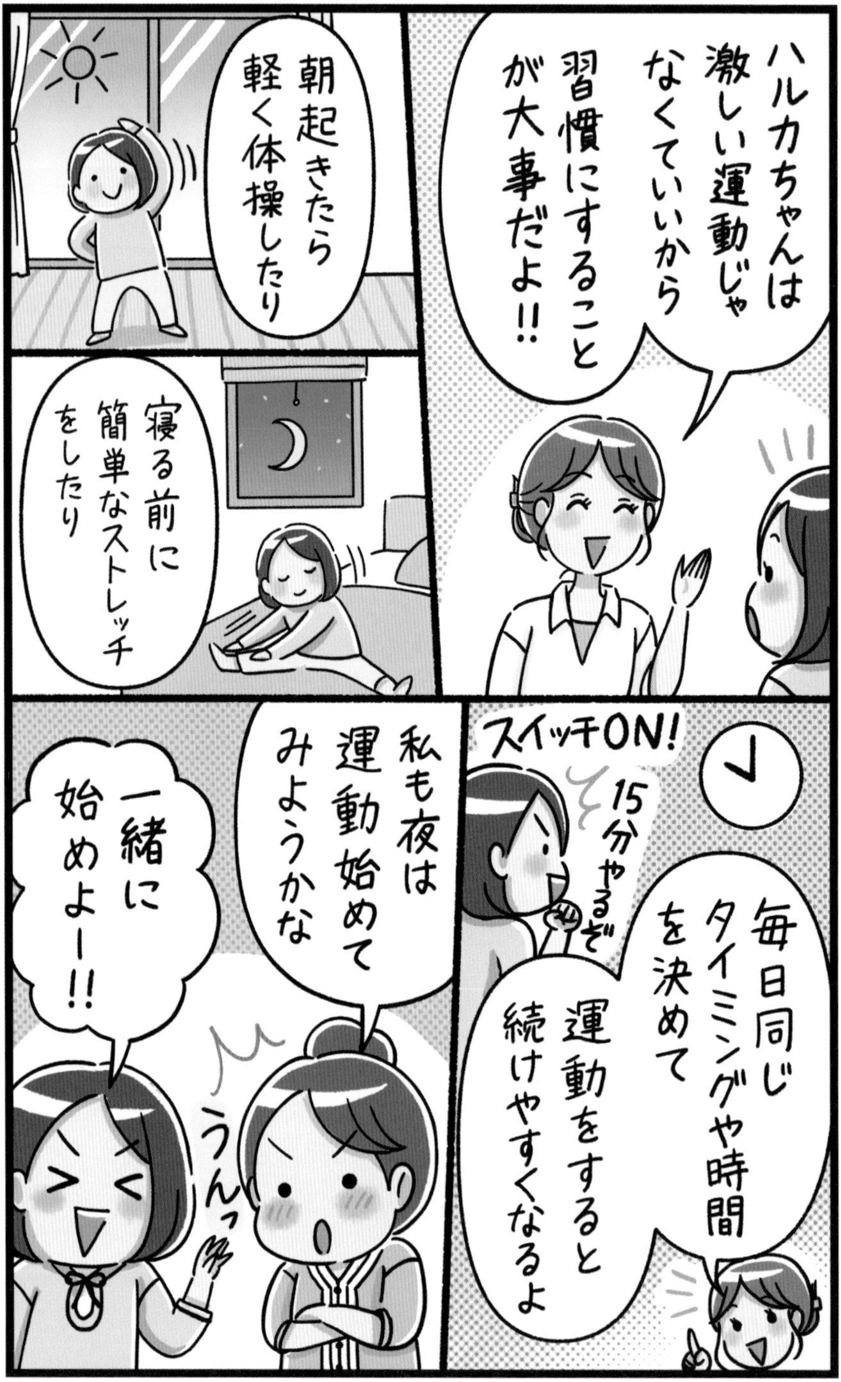

ハルカちゃんは激しい運動じゃなくていいから習慣にすることが大事だよ!!
朝起きたら軽く体操したり
寝る前に簡単なストレッチをしたり
スイッチON!
15分やるぞ
毎日同じタイミングや時間を決めて運動をすると続けやすくなるよ
私も夜は運動始めてみようかな
うんっ
一緒に始めよー!!

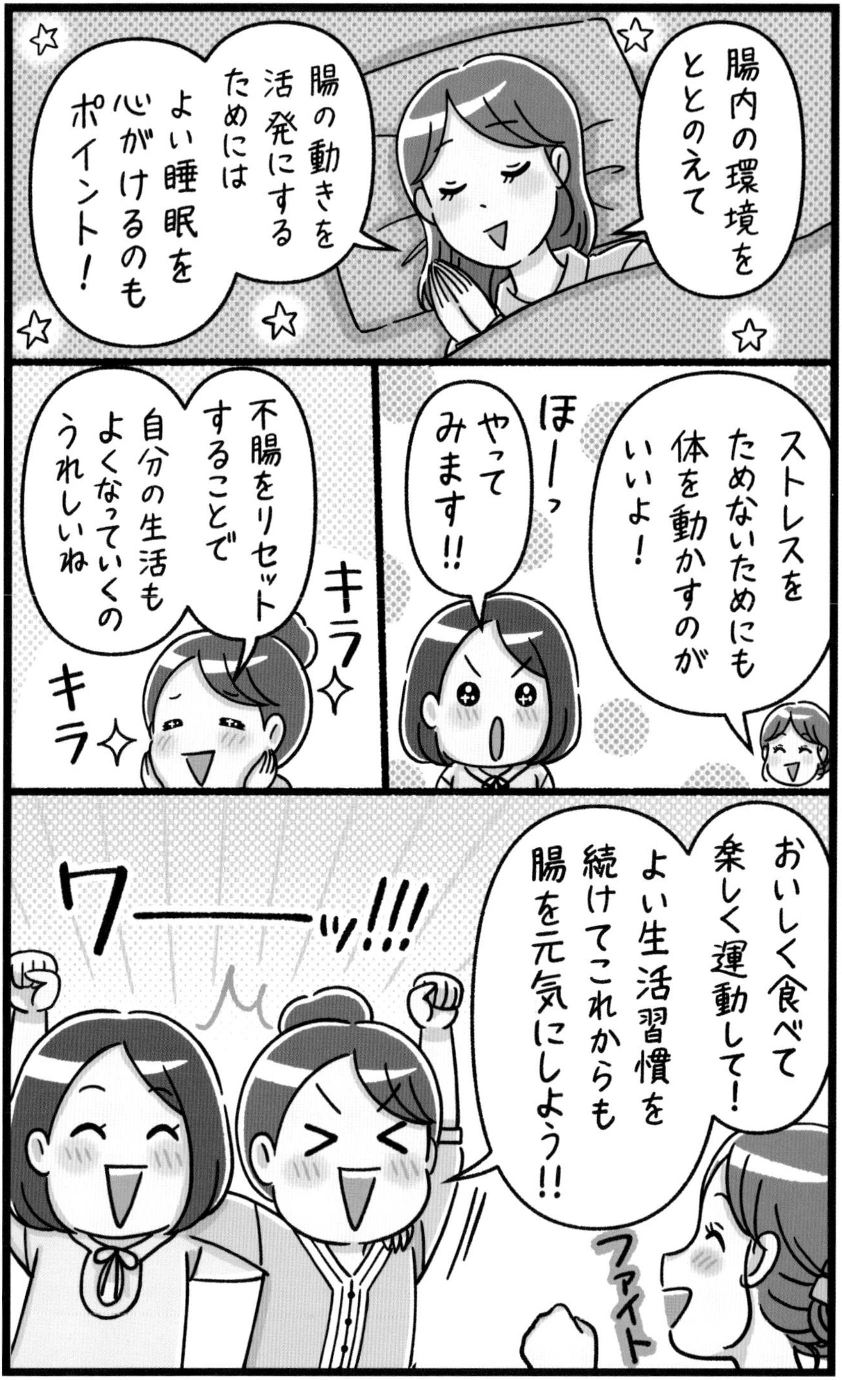
腸内の環境をととのえて
腸の動きを活発にするためにはよい睡眠を心がけるのもポイント！
ストレスをためないためにも体を動かすのがいいよ！
ほーっ
やってみます!!
不腸をリセットすることで自分の生活もよくなっていくのうれしいね
キラ
キラ
おいしく食べて楽しく運動して！よい生活習慣を続けてこれからも腸を元気にしよう!!
ワーーーッ!!!
ファイト

不腸を招く

悪習慣を改善

腸内環境をととのえるには、食事とともに生活習慣も大きく影響します。

毎日の生活習慣が、不腸を招く原因に。

食事・運動・睡眠が重要

腸が元気にはたらくには、腸内環境をととのえることが重要で、食事（何をどう食べるか）が大切なことは述べてきましたが、それとともに適度な運動と、じゅうぶんな睡眠も大切です。

それは腸に限らず、健康な体を維持するためには当たり前なことなのですが、無意識に続けてしまっている生活習慣が、腸内環境を悪化させている場合があります。

まずは運動をする習慣がないという場合。運動というと、テニスやゴルフのように名前のあるスポーツをすることだととらえがちですが、歩いたり、階段を上り下りしたりすることも体を動かすことになります。運動不足が気になる人は、まずは歩く時間を増やしてみてはいかがでしょう。

睡眠時間は6〜7時間がベスト。睡眠不足が続いたり、日によって寝る時間（睡眠時間）が違ったりすると、腸のはたらきを妨げます。毎日同じ時間帯に寝て、生活のリズムをつくりましょう。

寝る前にしてはいけないこと

質のよい睡眠をとるために、次にあげることは避けましょう。

☑ スマートフォンやパソコンをチェック

画面からのブルーライトが脳を覚醒させる。

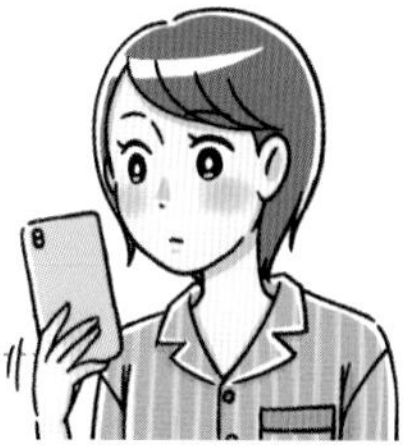

☑ 寝酒

アルコールは眠気を誘うものの、眠りが浅くなる。

☑ くよくよと思い悩む

交感神経が優位になり、
リラックスできない。

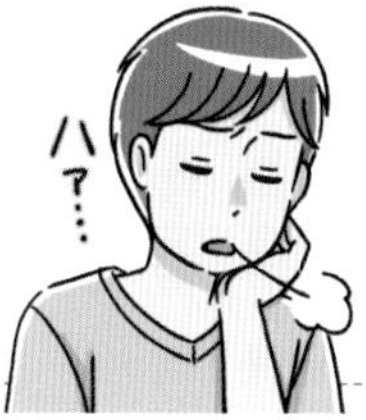

☑ 寝る直前の熱いお風呂

熱い湯は交感神経のはたらきを促し、体が緊張した状態に。
熱い湯に入りたいなら、寝る３～４時間前に。

☑ カフェインを含む飲み物を飲む

カフェインには血管を収縮させる
はたらきがあるため、脳が覚醒されてしまう。

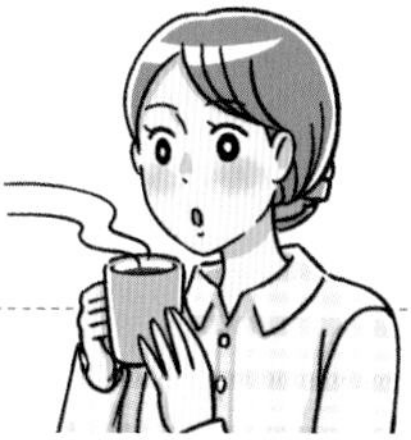

大腸がんのリスクが高まる

座りすぎに注意

デスクワークが多い人は、座りすぎに注意が必要です。腸にも体にも悪影響を及ぼします。

6時間以上座っているなら改善を！

1時間に1回は立ち上がる

オーストラリアの研究機関が世界20ヵ国を対象にした調査によると、平日に座っている時間が最も長かったのは日本人で、7時間座っているのだとか。さらに、座っている時間が6時間以上になると大腸がんのリスクや死亡率が高まることもわかってきました。

これは、肝臓でつくられ、胆のうで濃縮される胆汁のはたらきと関係しています。胆汁は、小腸で増えすぎた細菌を殺菌する作用がありますが、座っている時間が長くなると、胆汁の流れが悪くなり、細菌が繁殖しやすくなります。また、1日の大半を座りっぱなしで過ごすということは運動不足にもなり、腸のはたらきも鈍くなり、腸内に有害物質もたまりやすくなります。

座るのが悪いということではなく、座りっぱなしを避けることが重要です。まとめて運動しても意味がありません。1時間に1回は立ち上がるようにして、こまめに動きましょう。

座りすぎるとこんなリスクが！

**座りっぱなしは体に悪影響を及ぼします。
1時間に1回は立ち上がり、姿勢をリセットしましょう。**

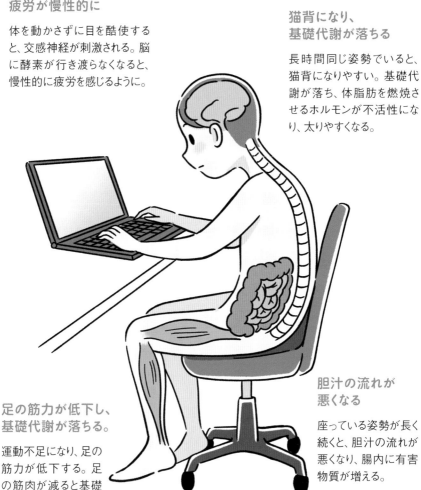

交感神経が高まり、疲労が慢性的に

体を動かさずに目を酷使すると、交感神経が刺激される。脳に酵素が行き渡らなくなると、慢性的に疲労を感じるように。

猫背になり、基礎代謝が落ちる

長時間同じ姿勢でいると、猫背になりやすい。基礎代謝が落ち、体脂肪を燃焼させるホルモンが不活性になり、太りやすくなる。

足の筋力が低下し、基礎代謝が落ちる。

運動不足になり、足の筋力が低下する。足の筋肉が減ると基礎代謝も落ち、太りやすくなる。

胆汁の流れが悪くなる

座っている姿勢が長く続くと、胆汁の流れが悪くなり、腸内に有害物質が増える。

寝ている間に

腸をキレイに

腸内環境をよくするのに睡眠が重要な理由は、寝ている間に腸の清掃が行われているからです。

睡眠の質を上げると、腸がキレイになる

副交感神経を優位に

不腸の人には、うまく眠れない、眠りが浅いなどの睡眠に関する悩みが多い傾向があります。

これは、睡眠と腸のはたらきが深く関わっているためで、睡眠が浅いと自律神経が乱れ、睡眠時に行われる腸内の清掃がじゅうぶんに行われなくなるためです。

腸は、わたしたちが寝ている間もはたらきます。とくに6~7時間、何も食べない状態が続く睡眠時間には、伝播性消化管収縮運動（MMC）がさかんになります。この睡眠時の腸のはたらきこそが腸内環境をととのえてくれるわけです。

睡眠の質を上げるには、寝る前に好きな音楽を聞いたり、ぬるめのお風呂に入ったりして、副交感神経が優位になる工夫をするとよいでしょう。

また、腹式呼吸をゆったりとくり返すのも副交感神経を優位にするのに有効です。体の力を抜いて、目をつぶって深呼吸をすると、気持ちが落ちついて眠りやすくなります。

眠りの質を上げるアイデア

副交感神経を優位にして、眠りの質を上げるアイデアを紹介します。

寝具やパジャマに好きな香りをスプレーする

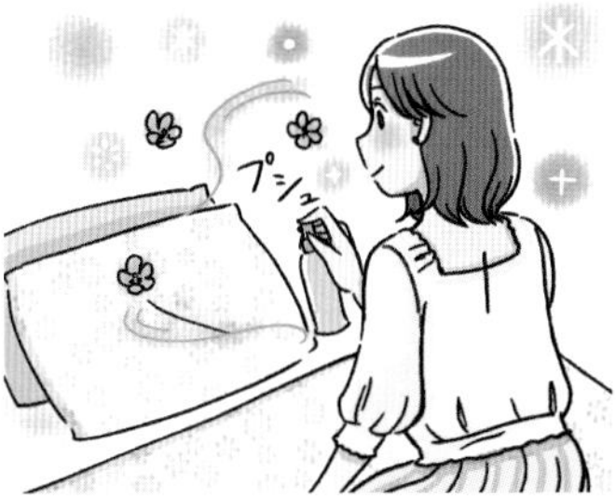

寝具やパジャマに好きな香りをスプレーすると副交感神経が刺激される。また、パジャマに着替えることで、寝るスイッチが入り、眠りやすくなる。

ぬるめのお風呂に入る

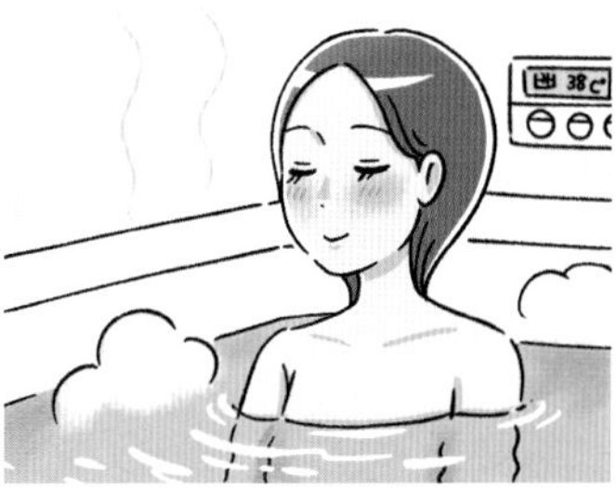

38℃くらいのぬるめの湯につかる
（→P190）

間接照明にする

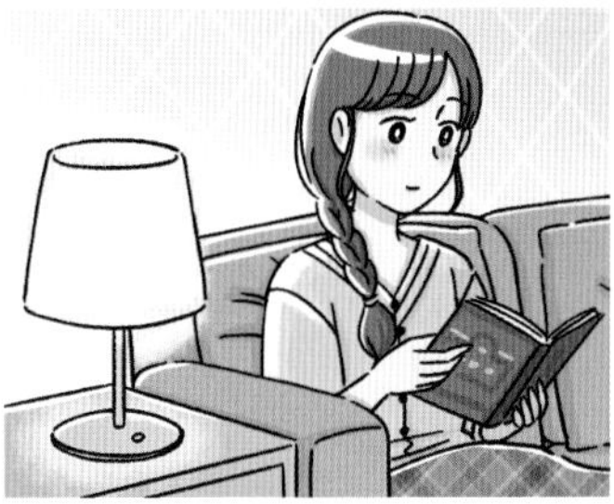

ほんのり暗い照明にすると、寝るスイッチが入り、眠りやすくなる。

好きな音楽を聞きながら、深呼吸をする

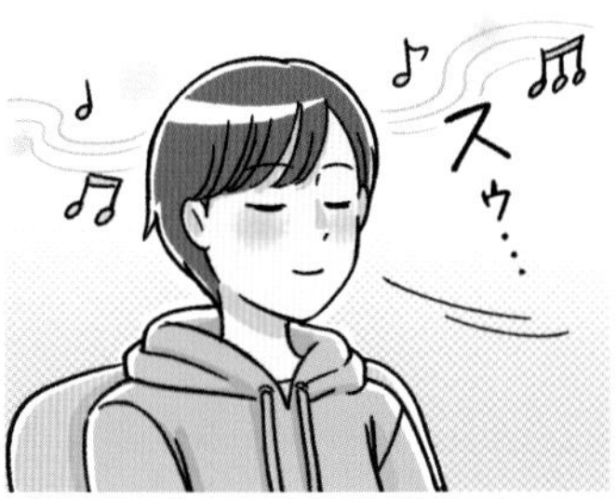

好きな音楽を聞きながら、ゆったりとした呼吸をくり返すと、副交感神経が高まる。

腸にも美容にも
ストレスは大敵！

ストレスがかかると腸のはたらきは鈍くなります。ストレスをためない工夫をしましょう。

ストレスを発散し、セロトニンを増やす

「楽しい、幸せ」で一日を終える

わたしたちが「楽しい」「幸せ」と感じると、脳からセロトニンというホルモンが分泌されます。そのホルモンが分泌されると、副交感神経が優位になり、腸の動きも活発になります。

この関係性を利用して、セロトニンが分泌されるように工夫すると、腸の動きもよくなります。

そこでおすすめなのは、その日にあったことや感じたことを日記に書くことです。週に3回で構いません、20分くらいかけて書き出すと、ストレスが軽減されます。

またセロトニンは、口角を上げて笑顔をつくるだけでも分泌されることがわかっています。日ごろから笑顔を心がければ、腸の動きも活発になります。

ストレスはためこまず、こまめに発散するのが重要です。「今日も一日楽しかったな」「今日も頑張ったな」と一日を締めくくれば、腸にもよい効果が期待できます。

セロトニンを増やすアイデア

幸せホルモンのセロトニンの分泌を増やして、腸を活性化させましょう。

癒やし効果のある写真を見る

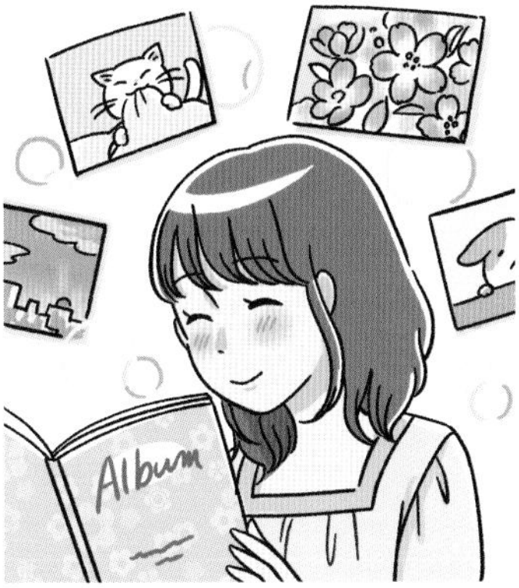

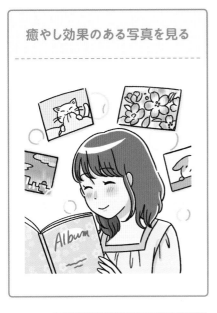

口角を上げて笑顔をつくる

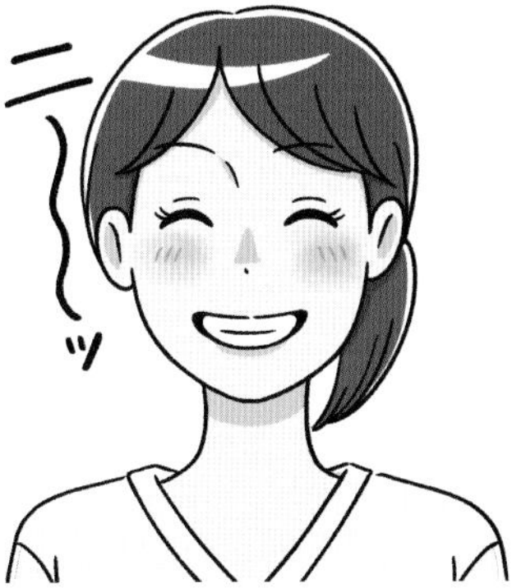

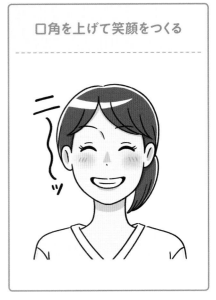

日記をつける（週3回、20分かけて）

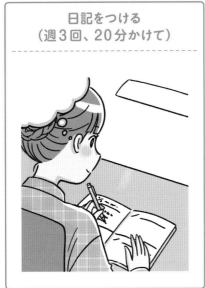

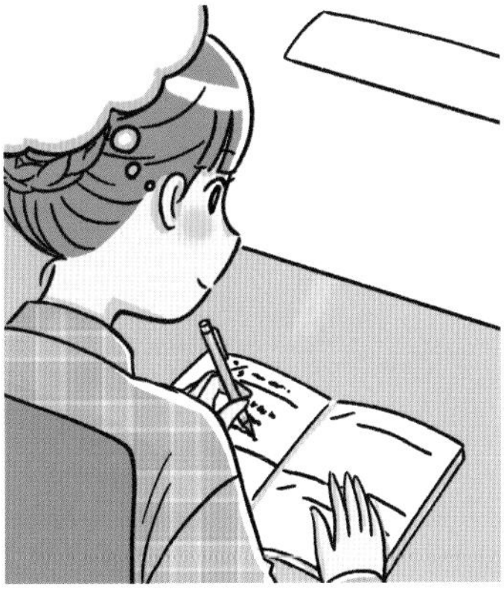

自分をほめる

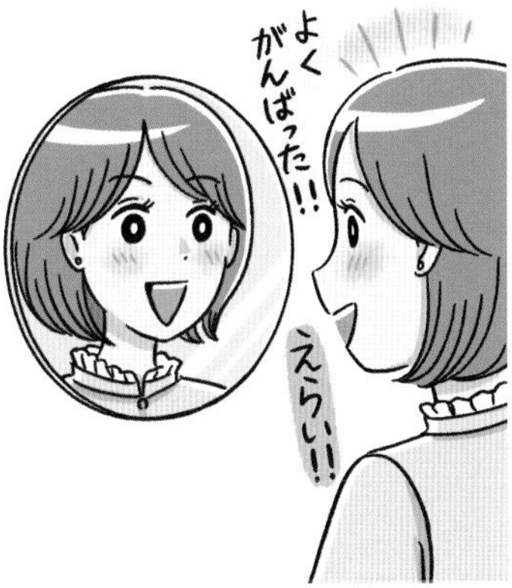

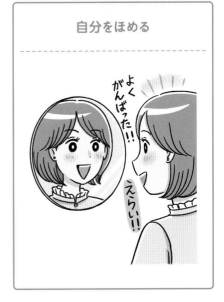

〃腸を強く〃

1日15分の運動を

息が少しきれるくらいの運動を習慣に！

運動不足は腸の動きを悪くします。
1日たった15分の運動で、腸によい効果が出ます。

軽く、毎日行える運動を

運動不足が原因で腸の動きが悪くなり、便の滞在時間が長くなると、腸内に有害物質が増え、大腸がんのリスクが高まります。

大腸がんは日本人のがんの死亡率第1位。その最大の原因と考えられているのが運動不足です。

死亡率と運動時間の関係を調べたデータでは、1日たった15分、少し息がきれるくらいの運動を行うと、14％も死亡率が下がっています（ただし死亡率低下効果が出るのは最大で100分まで）。

運動を行ううえで重要なのは、毎日の習慣にすることです。今まで運動をしていなかった人が、急に強い運動を行っても長続きしません。少し息がきれるくらいの軽い運動で、毎日無理なく続けられる運動を行いましょう。

また、症状によって運動内容を変えることもポイントです。

運動を行ったあとには、水分をしっかりとりましょう。水分は1日に2ℓ以上が目安です。

不調別おすすめの運動

便秘か下痢かによって運動内容が変わります。
不調に合う運動を選んで行いましょう。

便秘気味の人には

激しい筋トレではなく、筋力が必要な
運動や速く動く運動が効果的。

- スクワット
- ボクシング
- ジョギング

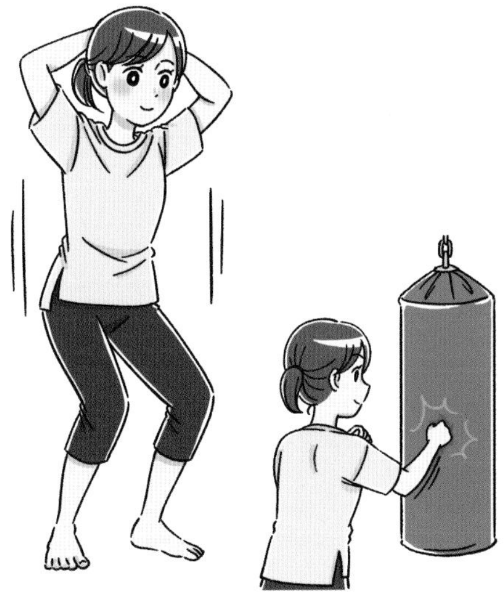

下痢気味の人には

息が少しきれるくらいの強度の
有酸素運動が効果的。

- ウォーキング
- 階段上り下り
- ストレッチ

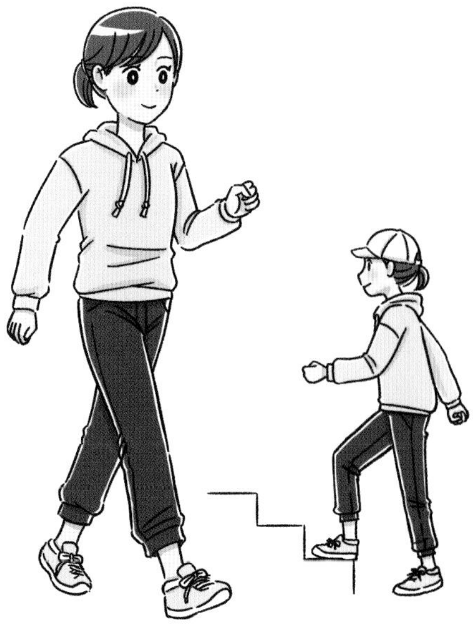

排便力UP!

骨盤底筋群を鍛えよう

腸のぜん動運動を活発にし、便を外へ送り出すには、骨盤底筋群の力が必要なのです。

便秘解消、尿もれ予防にも効果あり

骨盤底筋群の衰えが便秘の原因に

骨盤底筋群とは、骨盤の底にあり、直腸や膀胱、子宮などの骨盤内にある臓器を下から支えている筋肉の総称です。この筋肉群は尿道や肛門をしめたりゆるめたり、腸のぜん動運動を活発にしたりするのに関わります。

ところが加齢によってこれらの筋肉が衰えると、便を押し出す力が弱くなったり、尿失禁しやすくなったりします。

そこでおすすめしたいのは、日ごろから骨盤底筋群を鍛えることです。

骨盤底筋群は、尾骨および坐骨から恥骨の間にある筋肉です。その位置をイメージしながら、肛門まわりの筋肉を「5秒間しめる→5秒間ゆるめる」を20回セット、1日3回くり返しましょう。たったこれだけの運動ですが、骨盤底筋群を鍛えることができます。便を押し出す力をつけるためにも、尿もれを予防したりするのにも効果的です。

骨盤底筋の位置と鍛え方

骨盤底筋群の位置をイメージしながら、肛門まわりの筋肉を動かしましょう。

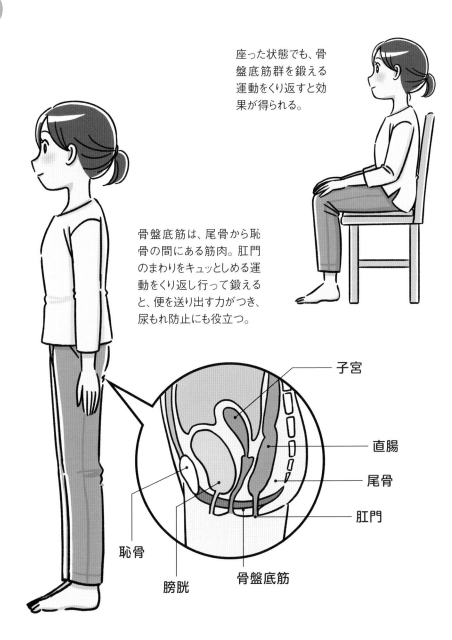

座った状態でも、骨盤底筋群を鍛える運動をくり返すと効果が得られる。

骨盤底筋は、尾骨から恥骨の間にある筋肉。肛門のまわりをキュッとしめる運動をくり返し行って鍛えると、便を送り出す力がつき、尿もれ防止にも役立つ。

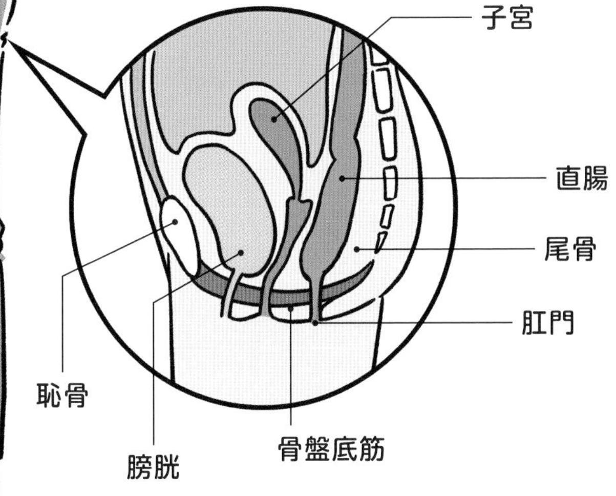

不腸リセット エクササイズ❶

腸の動きを活発にする

上半身ねじり

イスに座って上半身をねじる運動です。仕事や勉強の合間などいつでもできるので、1日に何度でも、こまめに行いましょう。

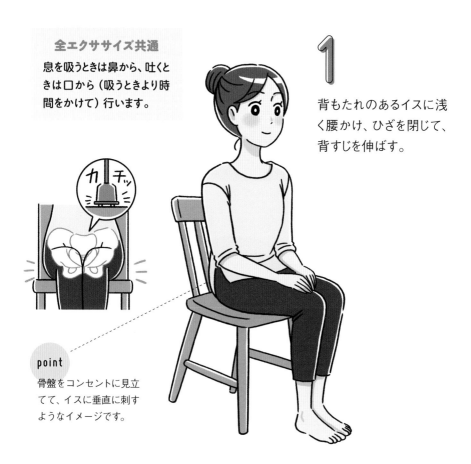

全エクササイズ共通

息を吸うときは鼻から、吐くときは口から（吸うときより時間をかけて）行います。

1

背もたれのあるイスに浅く腰かけ、ひざを閉じて、背すじを伸ばす。

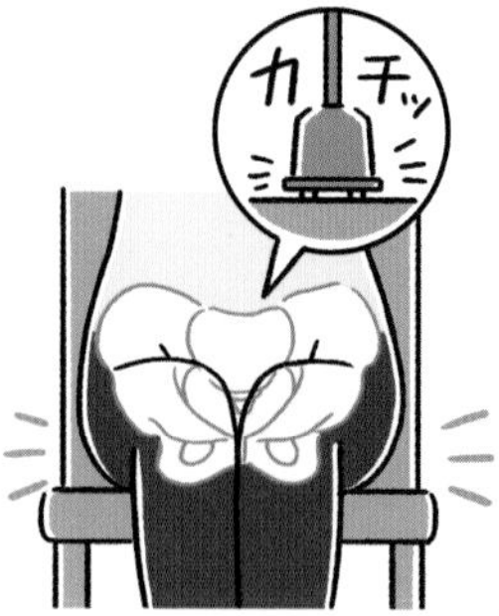

point

骨盤をコンセントに見立てて、イスに垂直に刺すようなイメージです。

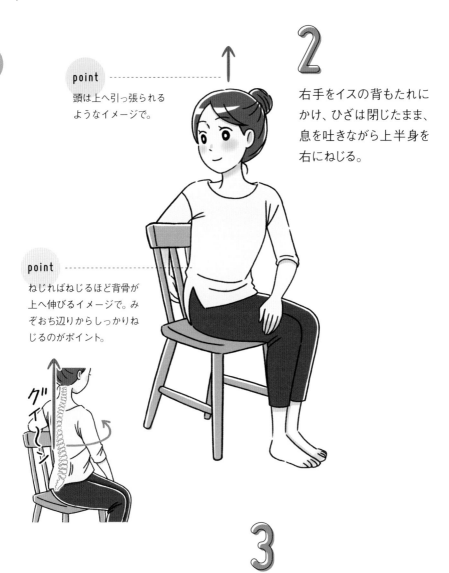

point
頭は上へ引っ張られるようなイメージで。

2

右手をイスの背もたれにかけ、ひざは閉じたまま、息を吐きながら上半身を右にねじる。

point
ねじればねじるほど背骨が上へ伸びるイメージで。みぞおち辺りからしっかりねじるのがポイント。

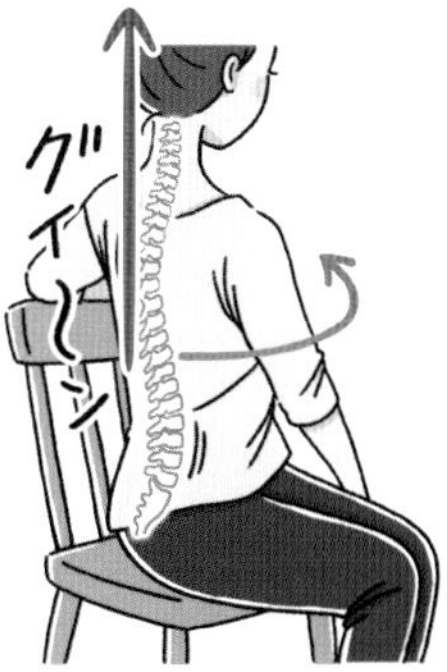

3

息を吐ききったら1に戻り、反対側も同様に行う。2↔3を5回くり返す。

不腸リセット エクササイズ❷

腸の動きを活発にする

下半身ねじり

両脚の重みを利用して、腸に刺激を与える運動です。
睡眠前やリラックスタイムに、こまめに行うのがおすすめです。

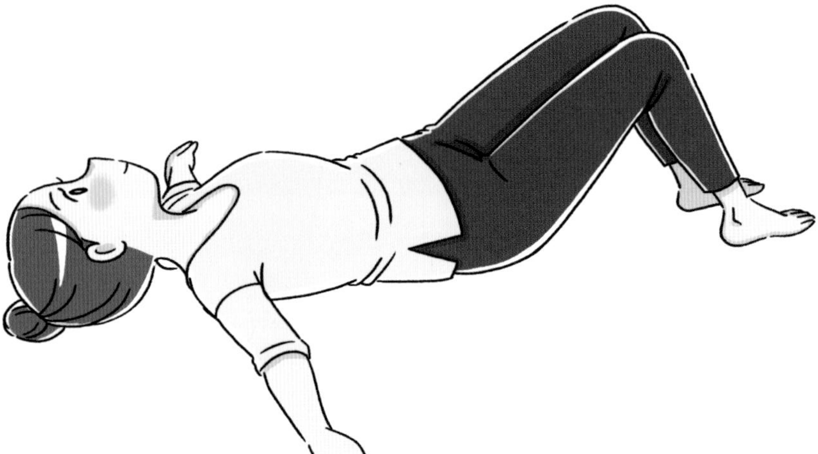

1

仰向けに寝て、ひざを立てて閉じる。両腕は左右に伸ばす。

2

息を吐きながら、左肩が床から離れないように気をつけながら、ひざを閉じたまま両脚を右側へ倒す。

point

左手と両膝とで引き合うようなイメージでねじりましょう。

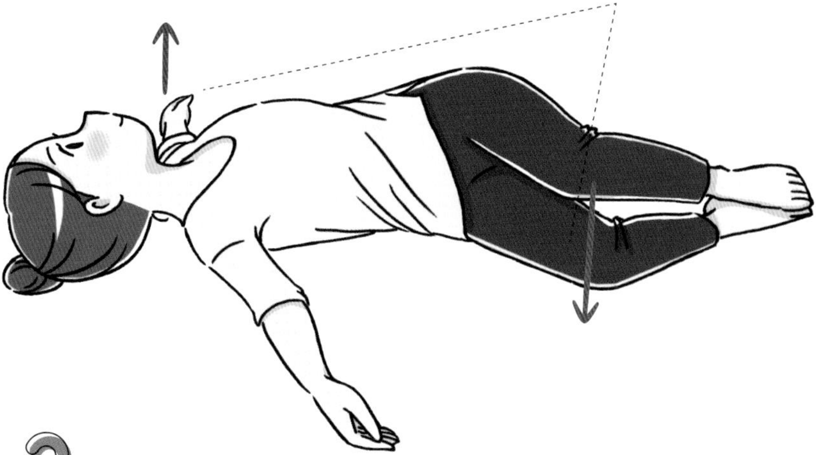

3

息を吐ききったら1に戻り、反対側も同様に行う。2↔3を5回くり返す。

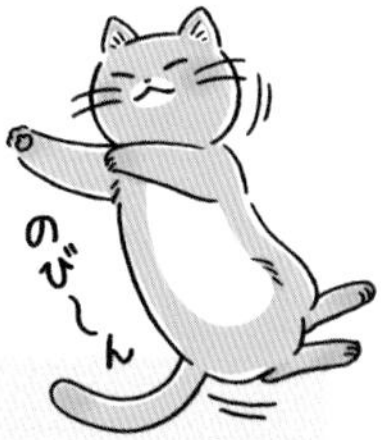

エクササイズ❶（P174）は座っているとき、❷は寝ているとき、シーンに合わせてちょこちょこ行うといいですよ！

不腸リセット エクササイズ❸

腸の動きを活発にする

ワインオープナーねじり

ワインのコルクが上がっていくようなイメージで、上半身をねじる運動です。腸の動きを活発にするだけでなく、姿勢もよくなります。

1

両ひざを左右に開いて座り（あぐらになり）、両腕を天井に向かって伸ばす。

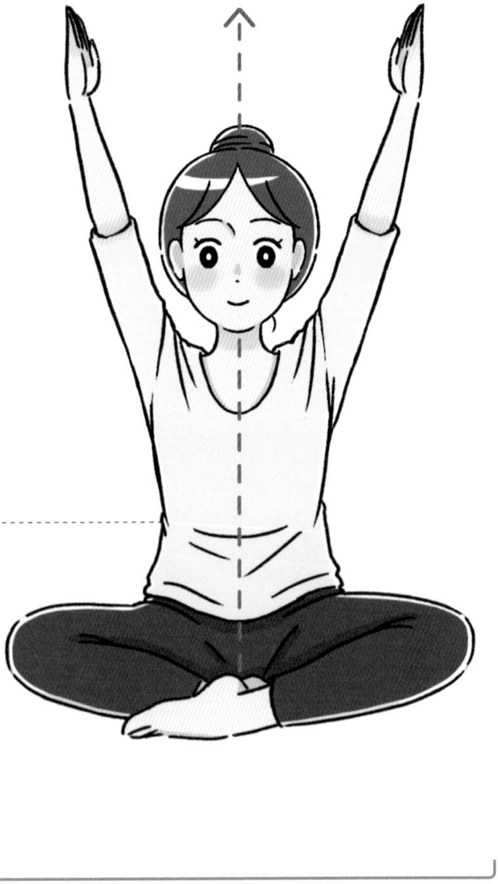

point

尾てい骨から指先までが背骨になったイメージで、体の芯から上に伸びましょう。

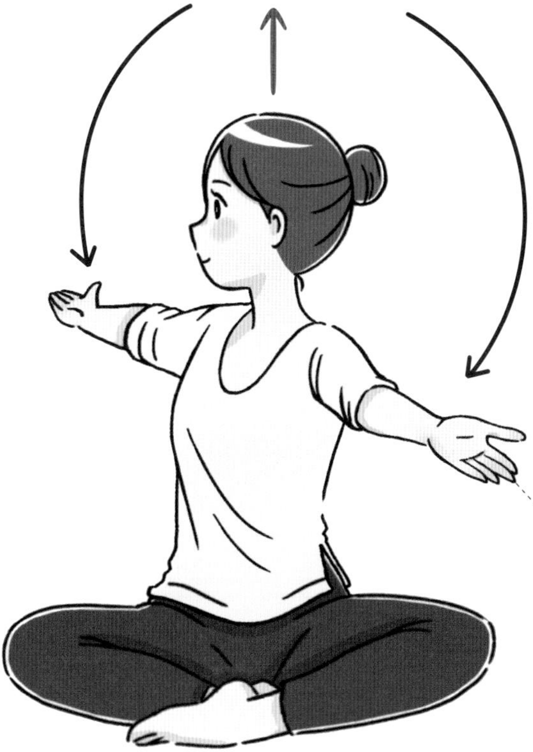

2

息をゆっくり吐きながら、
両腕を左右に開きつつ、
上半身を右にねじる。

point

指先ができるだけ遠くを通るように大きく動かしながら両胸を開きます。頭は上へ引っ張られるようなイメージで背すじを伸ばしましょう。

3

息を吐ききったら1に戻り、反対側も同様に行う。2↔3を5回くり返す。

不腸リセット エクササイズ❹

\ 排便力を上げる /

両脚ちょい上げキープ

両脚の重みを利用して、腸に刺激を与えて排便力をつける運動です。
朝の決まった時間に行うようにすると効果的です。

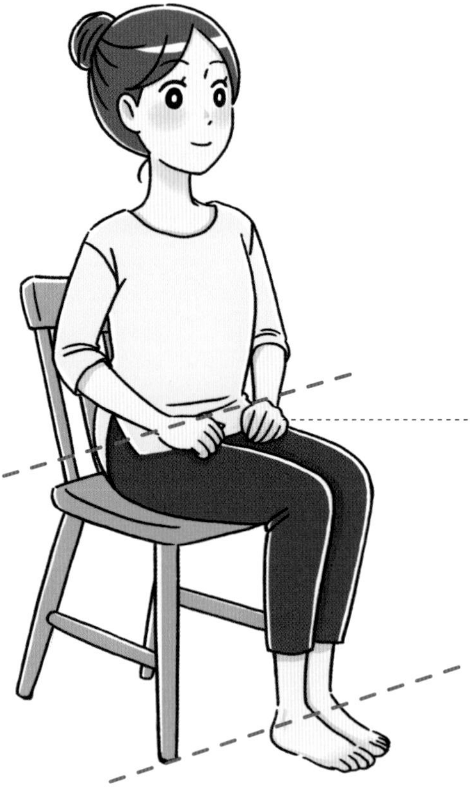

1

背もたれのあるイスに浅く腰かけ、ひざを閉じて、背すじを伸ばす。脚のつけ根に手を添える。

point

骨盤が左右どちらかに傾いていないか確認するために手を添えます。床と水平になるようなイメージです。

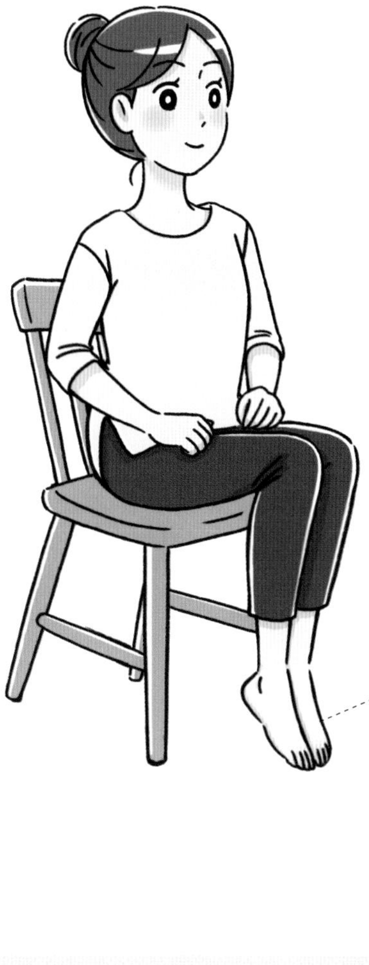

2

息を吐きながら、両脚を床から浮かせて、そのまま5秒間キープする。1に戻り、5回くり返す。

point

足先は床から、太もも裏もイスから浮かしましょう。

ぷるぷるしてきたら効いている証拠！　筋力をアップして排便力（外に押し出す力）をつけましょう。

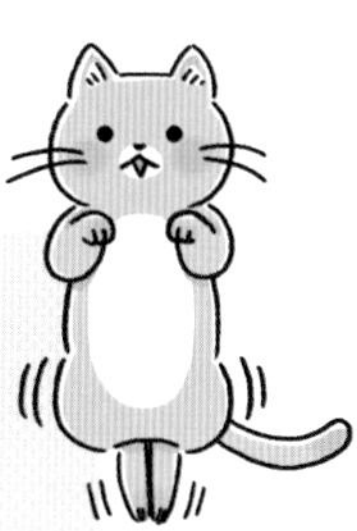

不腸リセット エクササイズ❺

＼ 排便力を上げる ／

寝転び両脚ちょい上げキープ

寝転んで両脚を上げて、腸に刺激を与える運動です。朝起きたときや寝る前など、こまめに行って排便力をつけましょう。

point

骨盤が床と水平になっていることを意識するために手を添えます。

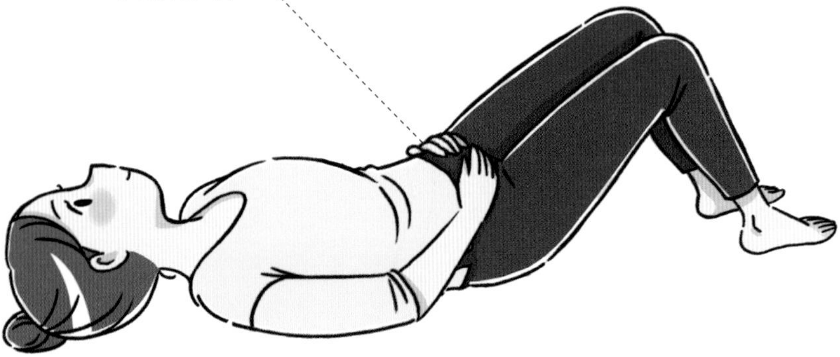

1

仰向けに寝て、ひざを立てて閉じる。脚のつけ根に手を添える。

2

息を吐きながら、両脚を床から浮かせて、そのまま5秒間キープする。1に戻り、5回くり返す。

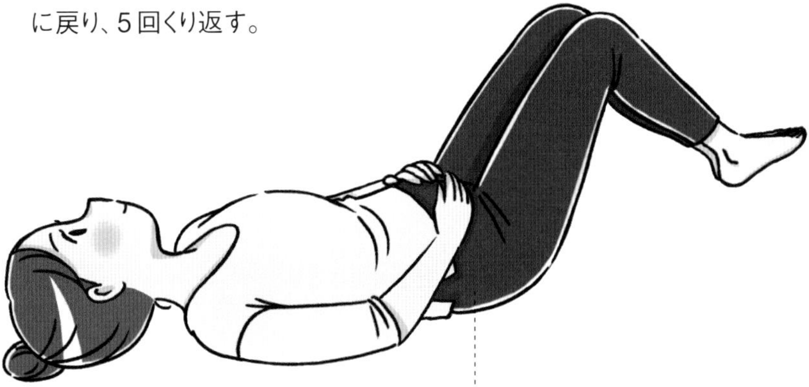

point

太ももの力を使って足を浮かせるのはNG！　おなかの筋肉を使うことを意識しましょう。腰が床から離れないようにも気をつけます。

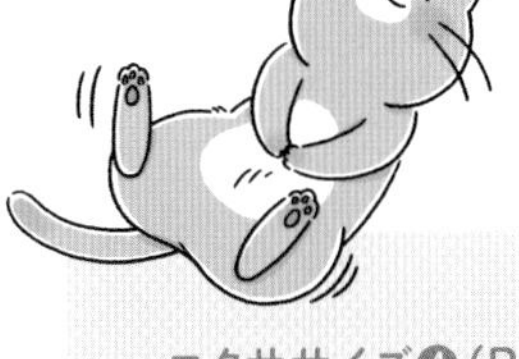

エクササイズ❹（P180）は座っているとき、❺は寝ているとき、シーンに合わせてちょこちょこ行って続けていきましょう。

不腸リセット エクササイズ❻

便のつまりを改善

寝転びもも上げ

仰向けに寝た状態で、片脚ずつもも上げをする運動です。
脚を交互に上げることで腸を刺激し、便のつまりを改善します。

point

伸ばしている左脚は、足先のほうへ伸ばしましょう(力は入れなくてOK)。

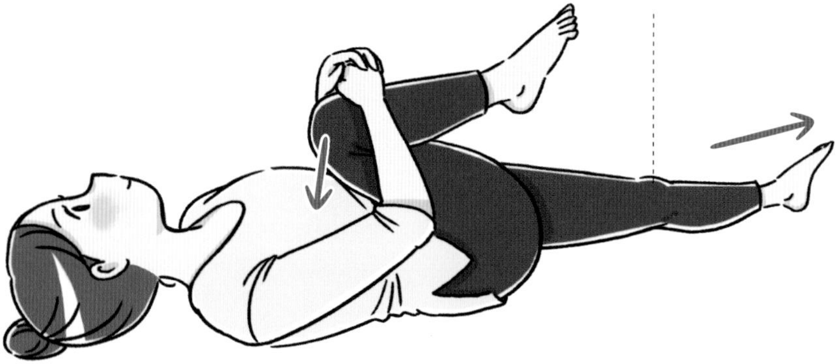

1

仰向けに寝て、右脚を曲げて太ももを右胸に近づける。そのままをキープしながら、ゆっくりと呼吸を5回くり返す。

point
リラックスした状態で、
ゆっくりと深い呼吸をくり返しましょう。

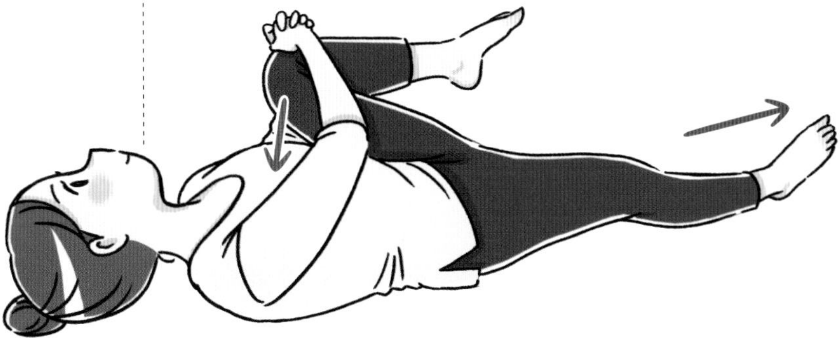

2

脚をチェンジし、左脚を曲げて太ももを左胸に近づける。同様にゆっくりと呼吸を5回くり返す。

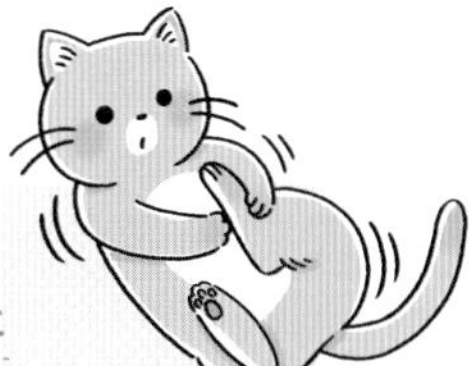

さらに余裕があれば、エクサイズ❷(P176)と組み合わせて行うと効果がアップします。

不腸リセット エクササイズ❼

腸腰筋を鍛える

寝転びツイスト

上半身をねじりながら起こす、ややハードな運動です。腸腰筋を鍛えると、姿勢がよくなり、ポッコリおなかの改善にも役立ちます。

1

仰向けに寝て、両腕は上へ軽く広げて伸ばし、両脚は軽く広げて伸ばす。

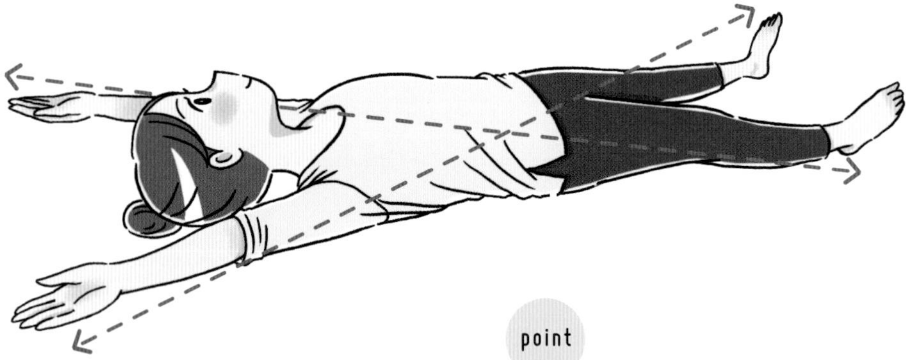

point

右腕と左足、左腕と右脚を対角線上に引き合うイメージで伸ばしましょう。

2

息を吐きながら上半身を起こし、左ひじと右ひざを近づける。

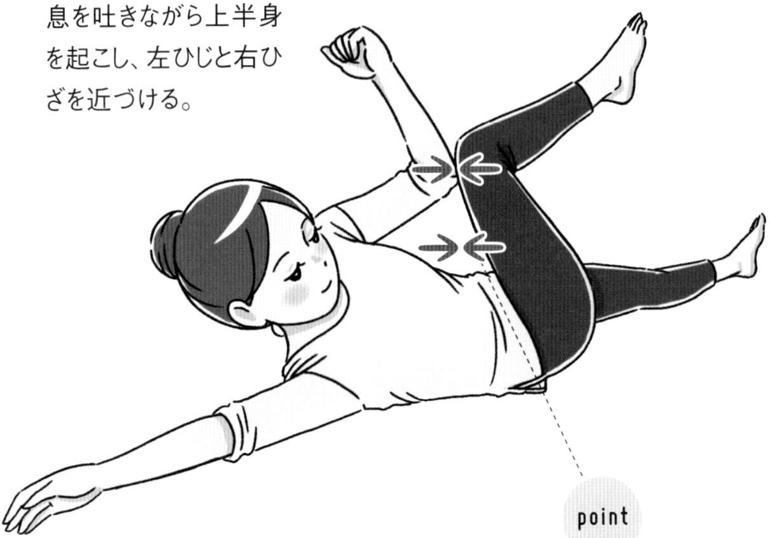

point

左の肋骨と右の腰骨も近づけるように意識すると効果アップ!

3

息を吐ききったら1に戻り、反対側も同様に行う。2↔3を10回くり返す。

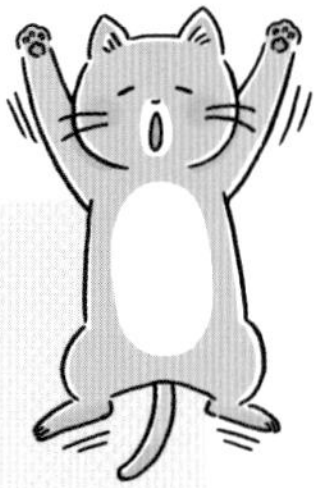

10回がキツい場合は、自分のできる回数でOK。
慣れてきたら徐々に回数を増やしましょう。

不腸リセット エクササイズ❽

副交感神経をととのえる

寝転び腰上げキープ

小さなパーツが連なっている背骨（ここでは胸椎と腰椎）を、1つ1つ動かすようなイメージで行う運動です。呼吸と合わせて行いましょう。

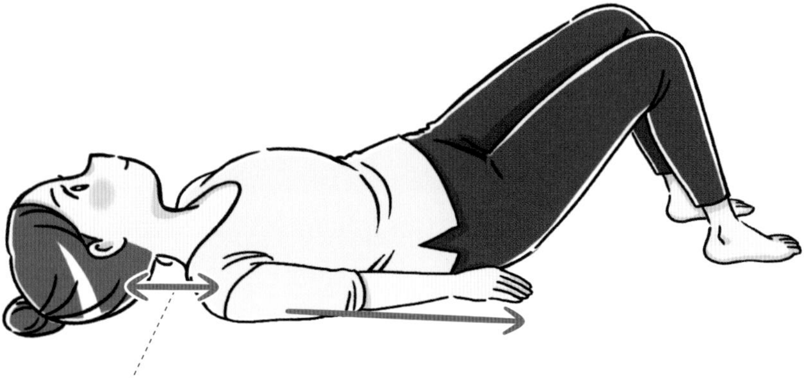

point

耳たぶと肩を遠ざけるようなイメージで手を伸ばしましょう。

1

仰向けに寝て、ひざを立てて閉じる。両腕は体から少し離れたところに置き、指先は足のほうへ伸ばす。

2

息を吐きながら、背骨を下から徐々に床から浮かせていく。肩からひざまでが一直線になったところでキープし、ゆっくりと息を吸う。

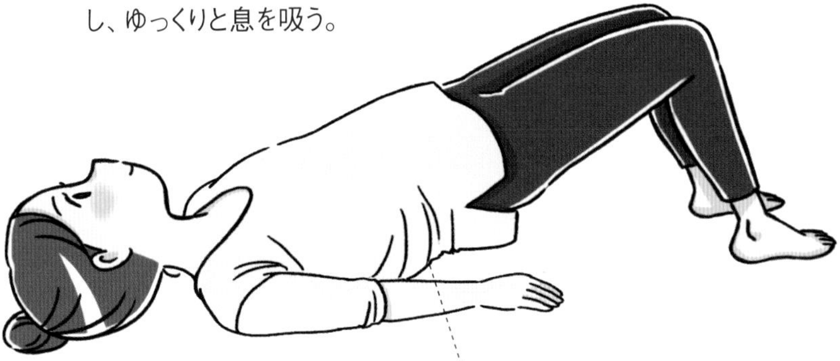

point

真珠のネックレスをイメージし、1粒1粒が床から離れたり、ついたりするように背骨を動かしましょう。ひざが開かないように、太ももの内側で押し合うように意識します。

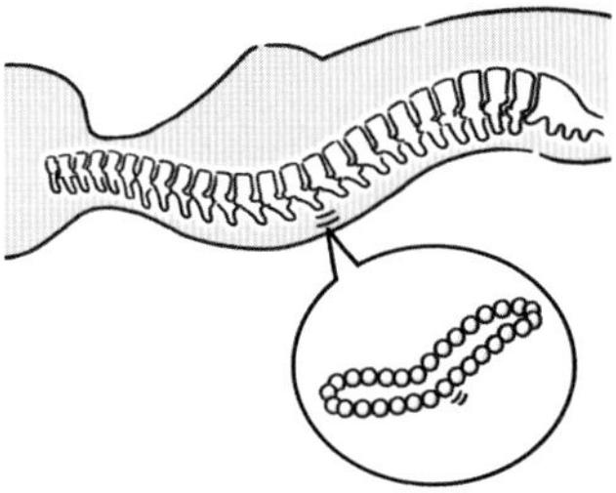

3

息を吐きながら、今度は背骨を上から徐々に床につけていき、1に戻って息をゆっくり吸う。
2↔3を10回くり返す。

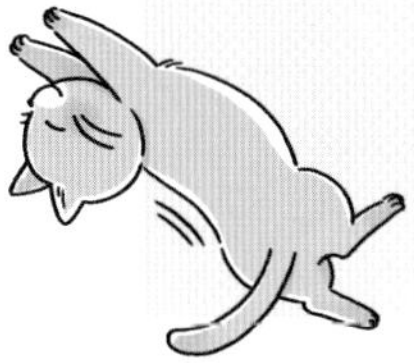

ストレスが気になる日は、この運動を行ってリフレッシュしましょう。背骨を動かさずに、深い呼吸をくり返すだけでも効果がありますよ。

不腸の特効薬！

お風呂でリラックス

腸のはたらきを活性化するなら、温めること。お風呂は全身を温め、リラックス効果も絶大。

腸が冷えていては、はたらかない

ぬるめの湯で半身浴

冷え性に悩む人のなかに、手足は温かいのに、おなかだけ冷えているという人がいます。これは「内臓型冷え性」といって、内臓への血液循環が悪くなり、腸の運動も低下している状態です。

このような不腸を改善するのにもってこいなのが、お風呂です。お風呂に入ると全身を温めることができ、副交感神経が高まりリラックスでき、腸のはたらきが改善されます。

お風呂の湯はぬるま湯（38℃程度）がおすすめ。熱い湯は交感神経を高めてしまい、血管が収縮して腸にまわる血液が減少し、動きが鈍くなってしまいます。

また、ぬるま湯でも15分はつかりたいので、湯あたりしないように半身浴がよいでしょう。

冷えは万病のもと。とくに腸が冷えていてははたらきが鈍り、免疫力も下がります。お風呂に入るのを習慣にして、腸を冷えから守りましょう。

お風呂でできるエクササイズ

半身浴をしながらできるエクササイズを紹介します。

1

手をグッと握って力を入れ、
ふわっとゆるめる。

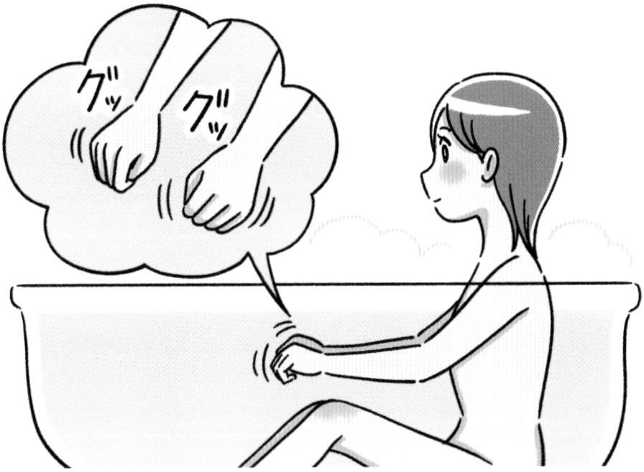

2

足の指にグッと力を入れ、
ふわっとゆるめる。

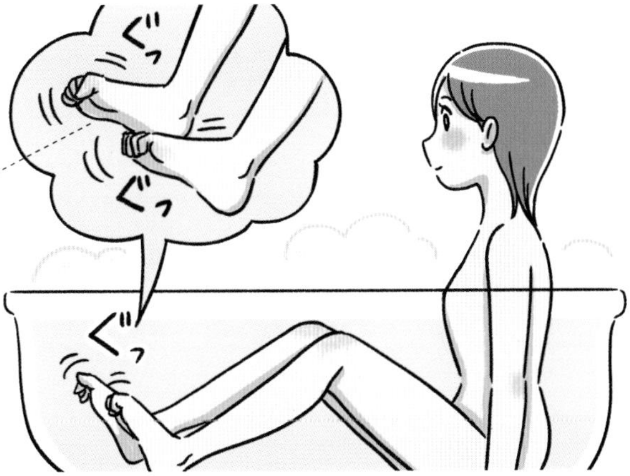

point

筋肉がゆるんで、血液が流れるのをイメージしましょう。

監修者 **江田 証**（えだ・あかし）
江田クリニック院長　医学博士

日本消化器病学会奨励賞受賞。自治医科大学大学院医学研究科修了。日本消化器病学会専門医。日本消化器内視鏡学会専門医。米国消化器病学会（AGA）インターナショナルメンバーを務める。
消化器系がんに関連するCDX2遺伝子がピロリ菌感染胃炎で発現していることを世界で初めて米国消化器病学会で発表し、英文誌の巻頭論文として掲載される。毎日、国内外から来院する患者さんを胃内視鏡、大腸内視鏡で診察しているカリスマ消化器専門医。

参考文献

『新しい腸の教科書』（江田証著／池田書店）
『腸のトリセツ』（江田証著／学研プラス）
『腸を治す食事術』（江田証著／新星出版社）
『胃腸の名医が教える 体にいいことだらけの最新腸活大全』（江田証著／扶桑社）
『腸内細菌の逆襲』（江田証著／幻冬舎新書）

自律神経《じりつしんけい》が整《ととの》う! 身体《からだ》が生《う》まれ変《か》わる!
不腸《ふちょう》リセット

2021年7月5日　初版発行

監修者　江《え》田《だ》証《あかし》

発行者　田村正隆
発行所　株式会社ナツメ社
東京都千代田区神田神保町1-52
ナツメ社ビル1F（〒101-0051）
電話 03-3291-1257（代表）
FAX 03-3291-5761
振替 00130-1-58661
制　作　ナツメ出版企画株式会社
東京都千代田区神田神保町1-52
ナツメ社ビル3F（〒101-0051）
電話03-3295-3921（代表）

印刷所　ラン印刷社

ISBN978-4-8163-7040-3
Printed in Japan

ナツメ社Webサイト
https://www.natsume.co.jp
書籍の最新情報（正誤情報を含む）はナツメ社Webサイトをご覧ください。

STAFF

料理考案・制作／新谷友里江
運動考案／和田清香
料理撮影／田中宏幸
料理スタイリング／浜田恵子
イラスト／シロシオ
デザイン／尾崎利佳、梅井靖子（フレーズ）
装丁デザイン／尾崎利佳
編集協力／石田純子
編集担当／小髙真梨
（ナツメ出版企画株式会社）

本書に関するお問い合わせは、書名・発行日・該当ページを明記の上、下記のいずれかの方法にてお送りください。
電話でのお問い合わせはお受けしておりません。
● ナツメ社 web サイトの問い合わせフォーム
https://www.natsume.co.jp/contact
● FAX（03-3291-1305）
● 郵送（左記、ナツメ出版企画株式会社宛て）
なお、回答までに日にちをいただく場合があります。
正誤のお問い合わせ以外の書籍内容に関する解説・個別の相談は行っておりません。あらかじめご了承ください。